U0320358

幸福时光
好孕系列

图解

轻松分娩
坐月子

北京海淀妇幼保健院副主任医师
徐文·编著

電子工業出版社.
Publishing House of Electronics Industry
北京·BEIJING

图书在版编目（CIP）数据

图解轻松分娩、坐月子 / 徐文编著 . — 北京 : 电子工业出版社 , 2017.9

（幸福时光 . 好孕系列）

ISBN 978-7-121-32141-2

Ⅰ . ①图… Ⅱ . ①徐… Ⅲ . ①分娩 – 普及读物②产褥期 – 妇幼保健 – 普及读物 Ⅳ . ① R714.3-49 ② R714.6-49

中国版本图书馆 CIP 数据核字 (2017) 第 161099 号

策划编辑：李文静
责任编辑：李文静
印　　刷：北京市大天乐投资管理有限公司
装　　订：北京市大天乐投资管理有限公司
出版发行：电子工业出版社
　　　　　北京市海淀区万寿路173信箱　　　　邮编：100036
开　　本：880×1230　 1/24　 印张：7.5　　　字数：216千字
版　　次：2017年9月第1版
印　　次：2017年9月第1次印刷
定　　价：39.90元

凡所购买电子工业出版社图书有缺损问题，请向购买书店调换。若书店售缺，请与本社发行部联系，联系及邮购电话：（010）88254888，88258888。

质量投诉请发邮件至zlts@phei.com.cn，盗版侵权举报请发邮件到：dbqq@phei.com.cn。

本书咨询联系方式：liwenjing@phei.com.cn。

前　言

　　"十月怀胎，一朝分娩"。这十个月里，孕妈妈经历了孕期的不适反应，经历了宝宝胎动的欣喜，经历了母胎同体、脉搏同跳、同喜同乐的深层连接……现在，胎儿在孕妈妈的呵护下即将"瓜熟蒂落"，全家人一定都充满了喜悦和期望。但除此之外，很多孕妈妈会感觉到焦虑，这其实是对生产过程的不了解、对分娩方式的顾虑，以及对宫缩疼痛的恐惧引起的。这种焦虑和恐惧本身会使疼痛感增加，甚至增加难产发生的概率。只有了解分娩的过程，提前学习恰当的呼吸、用力方法，才能在分娩过程中更好地配合医生，顺利分娩。

　　坐月子对女性身体的影响至关重要。所以，如何坐好月子，就会被提上议程，如请老人帮忙、到月子中心、请月嫂照顾或者小夫妻俩"自食其力"。在坐月子过程中，也会遇到许多传统做法和现代观念相PK的问题。比如，月子里能否刷牙、洗头？能否吃水果？能否洗澡？是否需要"捂月子"……面对这些动不动就"危言耸听"的传统坐月子方式，孕妈妈一定有不少惶惑、疑问等待解答。新妈妈在月子期间的情绪更是值得关注，只有调整好心情，远离不良情绪，才会让产后抑郁症与自己绝缘，当然这也需要新妈妈家人的配合。

希望这本书能够陪伴您顺利、安全地度过分娩期和产褥期，愿您的宝宝健康成长。

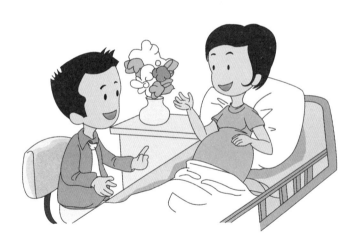

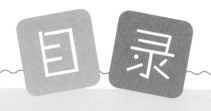

第一章　做好产前检查，保障分娩顺利

第二章　做好分娩前的准备

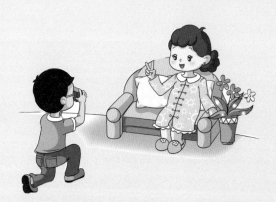

第三章　了解分娩的相关常识

第四章　分娩前后需要补充的食物

第五章　放松身心，轻松面对分娩时刻

第六章　分娩过程中容易出现的问题

第七章 产褥期保健需要注意哪些问题

第八章 产褥期的饮食调理

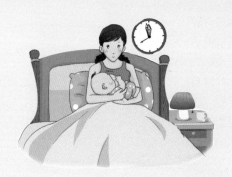

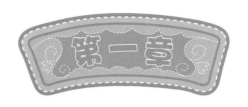

► 做好产前检查，保障分娩顺利 ◄

　　带着热切的期盼，孕妈妈腹中的胎儿一天天长大。但是，在兴奋的同时，孕妈妈难免会出现一丝担忧，"我的身体健康吗？小宝宝不会受到影响吧……"

　　这种担心并非是多余的，胎儿的健康发育与孕妈妈的身体状况息息相关。因此，按时做产前常规检查，及时了解孕妈妈和胎宝宝的健康状况非常必要，既能保证为胎儿提供一个健康的生长发育环境，也是顺利分娩的前提。

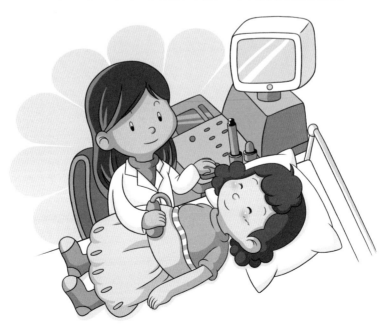

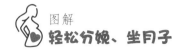
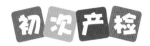

>> **检测绒毛膜促性腺激素不可过早**

未孕女性的体内含有的绒毛膜促性腺激素非常少，通常检测不出来。在怀孕10天左右，这种激素才开始明显增多，可在尿液中检测出来。

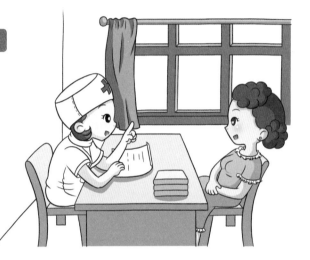

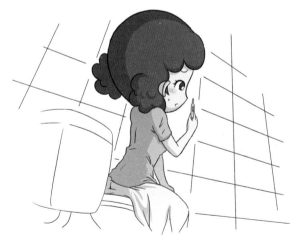

<< **用怀孕试纸检测是否怀孕**

使用这种方法进行测试可以尽早知道是否怀孕，在使用这种方法验孕时要严格按照试纸包装上的说明来操作，尽可能减少误差。但如果想确切知道是否怀孕，还是要到医院做相关检查。

你不知道的小秘密

一般来说，接受初诊的时间早一些为好。月经周期正常的人，推迟 10 天以上还不来月经时，应去接受检查。但注意不能太早，否则，子宫的怀孕变化还不明显，尿检显示不出表示怀孕的绒毛膜促性腺激素的水平。

不要进行X线检查

在孕期及怀孕之前的 3 个月，都不能进行X 线检查。X 线是一种波长很短、穿透能力很强的电磁波。它能透过人体组织，很容易损伤人体内的生殖细胞和染色体，使胚胎基因的结构发生变化，或者使染色体发生断裂，从而造成胎儿畸形甚至胎儿死亡。若必须进行检查，需在腹部位置使用专用遮盖物。

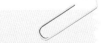

初次产检需要检查哪些项目

1. 常规项目：通常包括妊娠测试，身高、体重、血压测量，颈部触诊，甲状腺检查，心肺部听诊，乳房检查，腹部检查，四肢检查，阴道检查，眼底检查。

2. 妊娠测试：给医院提供自己的晨尿，进行规范的实验室检查。

3. 宫颈黏液检查：收取少量宫颈黏液，观察分泌物的形状。

4. 非常规检查项目：包括骨密度检查、甲胎蛋白检测（AFP）等。

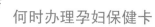

何时办理孕妇保健卡

通常，孕妈妈在进行第一次产检时，医院不会要求孕妈妈办理孕妇保健卡，孕妈妈可以在怀孕3个月后，决定在何处产检和分娩后再办理。办理前，需准备好户口本、准生证。办理时，需对全身进行一次全面检查，包括血常规、肾功能、肝功能、尿常规、腹部B超、血压等。

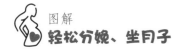
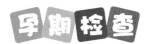

孕期检查

》 妊娠合并原发性高血压

　　原发性高血压就是孕妈妈在孕前就患有高血压，在孕期，孕妈妈的病情会更加严重，还有可能伤害到其他脏器，对胎儿生长发育不利。所以，在孕前，女性就要控制好血压哦！

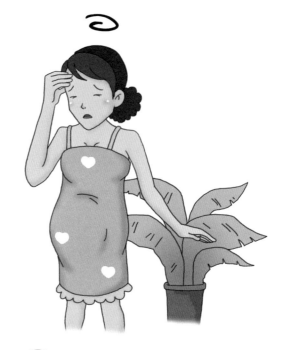

《 测量宫高、腹围很重要

　　测量宫高、腹围可在孕 14 ~ 15 周进行，通过这项检查，可以绘制妊娠曲线图，以此判断孕妈妈是否有吃得过多、羊水过多等情况。

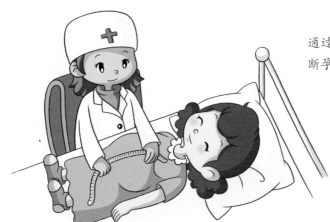

你不知道的小秘密

初诊过后，医生会告知孕妈妈何时进行下次检查。通常，在怀孕28周前，每4周需检查1次；29～36周，每2周检查1次；37～40周，每周检查1次。

孕中期需要做哪些检查

1. 测量体重。此时，孕妈妈的体重明显增加。

2. 测量血压。血压应维持在140/90mmHg以下。

3. 测量胎心。正常胎心的跳动每分钟为120～160次。

4. 测量宫高和腹围。此测量可了解胎儿体重增长的情况，估测胎儿大小和羊水量，并据此分析出胎儿的发育状况。

5. 超声波检查。了解胎儿发育情况，排除胎儿畸形的可能性。

6. 妊娠糖尿病筛检，即糖耐量测试。

孕晚期检查包括什么

1.测量体重。孕晚期，孕妈妈的体重平均每周增加0.5千克。

2.测量胎心。正常胎心的跳动每分钟为120～160次。

3.超声波检查。通常在34周会再做一次超声波检查，以确定胎儿的情况。

4.检查时观察是否有水肿现象。

5.骨盆测量。此检查在29～32周进行。

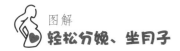

血常规检查

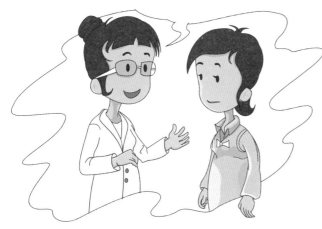

《 贫血的孕妈妈要注意补铁

患贫血的孕妈妈多为营养不良，这不利于胎儿的生长发育，孕妈妈可以遵循医生的建议采用食疗法或口服药剂，在补血的同时，调整好自身的营养状态，为胎儿提供充足的营养物质。

》 用阿胶补血

气色红润的孕妈妈多么光彩照人！阿胶中含有丰富的铁、镁等微量元素，能起到滋阴补血的作用。想要健康气色的孕妈妈，可以试试食用阿胶哦，但是为了安全起见，在食用前一定要咨询专业医生！

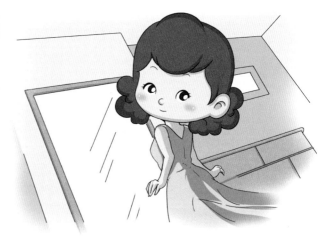

你不知道的小秘密

通过血常规检查，可以得知是否患有贫血、感染或其他血液系统疾病，这是最常规、最基本的检查。孕期每次产检都包括血常规检查。

如何避免贫血

1. 改善贫血症状的食物：红糖、鸡蛋、芝麻、动物肝脏、阿胶、红枣等。

2. 补充铁元素。孕妈妈每天应摄入 15 毫克的铁，可以服用补铁剂，还可以多吃一些富含铁的食物，比如，蛋黄、瘦肉、虾、海带、黑木耳、黄豆等。

3. 选择高蛋白低脂肪饮食。营养不良的孕妈妈易出现缺铁性贫血，所以，孕妈妈应适当摄取优质蛋白，少摄入脂肪。

4. 摄取各种维生素。贫血孕妈妈应注意多补充维生素 B_1、维生素 B_{12}、维生素 C、叶酸等。

5. 补充其他微量元素。贫血孕妈妈不仅要补充铁元素，还需补充其他微量元素，但是没有必要通过药物补充，通过饮食补充即可。

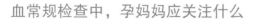

血常规检查中，孕妈妈应关注什么

1. 血红蛋白。当血红蛋白低于110g/L时，孕妈妈就会被认为贫血，孕期贫血通常为缺铁性贫血或叶酸缺乏性贫血，对此应听医嘱补血。

2. 血小板。当血小板低于80×10^9/L时，说明血小板过少，应告知医生。

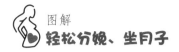
尿常规检查

» 用水冲走尿道中的细菌

为预防泌尿系统感染，孕妈妈可以通过大量饮水增加排尿量，从而将绝大部分细菌冲出尿道。细菌繁殖的环境被破坏，感染很快就会消失。

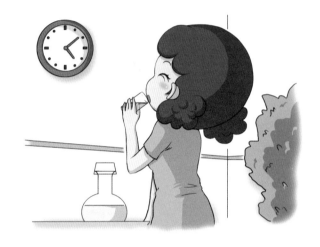

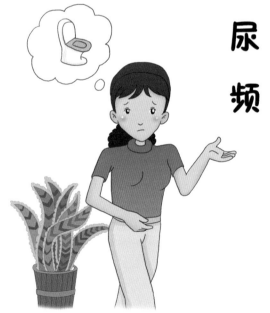

尿频

« 用盆底肌运动缓解尿失禁

女性的尿道本身就短，孕期孕妈妈的骨骼、肌肉、韧带变得松弛，使得膀胱和尿道的位置出现了变化，从而容易出现尿失禁。通过练习盆底肌运动，可改善这种现象。

你不知道的小秘密

通过尿常规检查，可得知孕妈妈的肾脏功能和身体营养状况，以及是否有泌尿系统感染和糖尿病。

孕期经常出现哪些尿路问题

细胞数值异常；尿糖定性；尿酮体异常；尿潜血；尿亚硝酸盐阳性；尿比重异常；尿 pH 值异常；尿胆原阳性；尿蛋白阳性。

怎样才能防治泌尿系统感染

1. 多喝水。喝水可促进排尿，而经常排尿可冲刷尿道，将细菌排出体外，减少泌尿系统感染的可能。

2. 性生活完毕后清洁外阴。性生活后不清洁，易使致病菌繁殖，刺激尿道和外阴，从而造成尿道口红肿，当细菌进入尿道后，便会导致炎症。

3. 适当服用抗生素类药物。若孕妈妈的泌尿系统感染过于严重，可在医生的指导下服用药物。

4. 提高免疫力。免疫力过低，病菌就易乘虚而入，所以，孕妈妈应加强户外锻炼，增强免疫力。

5. 治疗阴道炎。阴道炎久治不好，可导致尿道炎。

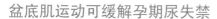

盆底肌运动可缓解孕期尿失禁

1. 仰卧在床上，两腿微屈，打开7～8厘米，收缩肛门、尿道、会阴，维持此动作5秒钟。

2. 身体放轻松，休息片刻重复动作1，做10次左右即可。

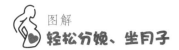
肝、肾功能检查

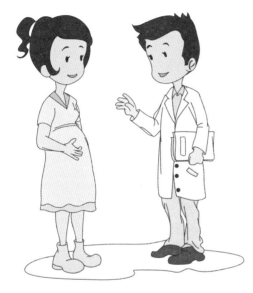

《 妊娠期水肿

水肿是妊娠期较常出现的症状，多数是因为胎儿逐渐长大压迫静脉所致。但如果肾脏出现问题，也会出现水肿状况。因此，孕妈妈对妊娠期水肿不要掉以轻心，应尽快去医院检查，弄清是什么原因导致的水肿。

》 孕妈妈有水肿应避免久站

俗话说"坐如钟，站如松。"但是孕妈妈就无须这样要求自己了，还要注意不要长时间站立，否则会加重水肿状况。

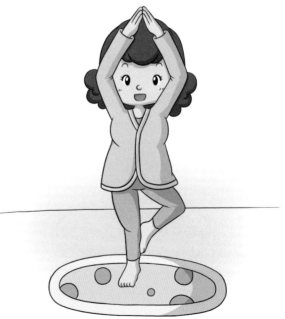

你不知道的小秘密

通过肝、肾功能检查，可得知孕妈妈是否存在妊娠期肝、肾功能损害，检查前应注意早晨空腹抽血。

肝、肾功能检查需关注什么

1. 总蛋白和白蛋白。孕妈妈的总蛋白的正常值应为 60 ~ 87g/L；白蛋白的正常值应为 35 ~ 55 g/L。

2. 胆红素。总胆红素正常值为 5.1 ~ 28umol/L；直接胆红素正常值为 0 ~ 10 umol/L；间接胆红素正常值为 2 ~ 15umol/L。

3. 转氨酶。丙氨酸氨基转移酶正常值为 0 ~ 40U/L；门东氨酸氨基转移酶正常值为 0 ~ 40 U/L。

4. 肾功能。尿素正常值为 1.7 ~ 8.3mmol/L；肌酐正常值为 20 ~ 100 umol/L；尿酸正常值为 90 ~ 360 umol/L。

5. 血脂。总胆固醇正常值为 2.33 ~ 5.18 mmol/L；甘油三酯正常值为 0.2 ~ 1.70 mmol/L；高密度脂蛋白胆固醇正常值为 1.04 ~ 1.55 mmol/L；低密度脂蛋白胆固醇正常值为 1.1 ~ 3.37 mmol/L。

孕期黄疸有几种

黄疸是孕期常见的肝、肾功能疾病，主要有以下几种情况：

1. 妊娠期急性脂肪肝：会出现上腹部疼痛、血液中淀粉酶增高等。

2. 肝炎：会出现黄疸，并有疲惫、恶心等症状。

3. 妊娠期呕吐性黄疸：会出现电解质紊乱、营养缺乏，并导致胆红素代谢障碍。

4. 妊娠期肝内瘀胆症：会出现全身瘙痒、黄疸等。

5. 妊娠期中毒性黄疸：会出现全身小动脉痉挛、高血压、水肿等。

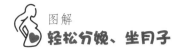

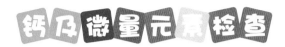

 孕妈妈应保证钙质摄入充足

通常，处于孕中期的孕妈妈每天需要摄入1000毫克的钙质，而孕晚期的孕妈妈每天需要摄入1200毫克的钙质。孕妈妈可以通过饮食来补充，多吃富含钙质的食物。

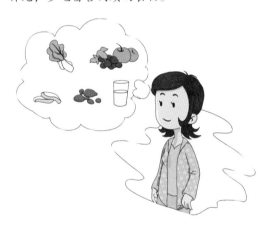

 每天摄入 20 毫克锌

孕妈妈每天应摄入20毫克锌，若体内缺乏锌，合成蛋白质和核酸便会出现异常，严重的会导致胎儿发育不正常。孕期缺锌，还可能出现早产。

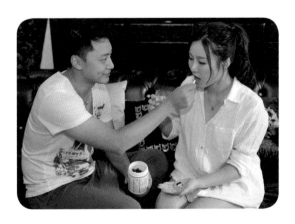

你不知道的小秘密

通过钙及微量元素检查，可得知孕妈妈是否存在营养不良、微量元素缺乏。此项检查在孕前和孕初期皆可进行。

孕期要对钙及各种微量元素进行补充

1.钙：孕妈妈长期缺钙或缺钙程度严重，会诱发小腿抽筋、手足抽搐，还会导致骨质疏松，胎儿也可能发生先天性佝偻病、手足抽搐和生长发育迟缓。

2.磷：缺乏磷，会导致孕妈妈浑身无力、食欲缺乏、骨骼疼痛，并易造成佝偻病、骨质软化症。

3.铁：孕妈妈缺铁，会出现缺铁性贫血。

4.锌：孕早期缺锌，会导致新生儿发育缺陷，如室间隔缺损、主动脉狭窄及尿道下裂、睾丸发育不良（如隐睾）、骨骼及肾脏畸形、先天性中枢神经系统畸形等。

其他微量元素缺乏对身体有哪些危害

1.锰：体内缺乏锰，会导致体重下降，生长缓慢，头发变色，胆固醇变少。

2.碘：孕期缺碘会使出生后的宝宝患克汀病，即呆小症，临床表现为疲乏、无力、畏寒、嗜睡、对外界兴趣不大等，还易使出生后的宝宝身材矮小、智力低下、发育迟缓、聋哑、痴呆。

3.铬：人体内没有充足的铬，易导致动脉硬化、心脑血管疾病、糖尿病。

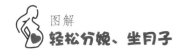
电解质测试

>> 吃香蕉补钾

钾可以保证人体神经和肌肉的正常功能，尤其是心肌的"运转"，所以孕妈妈补充充足的钾很重要。香蕉是补钾"高手"，孕妈妈可以适当食用哦！

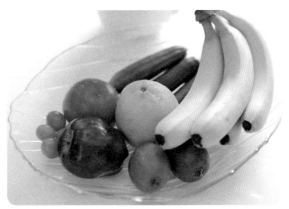

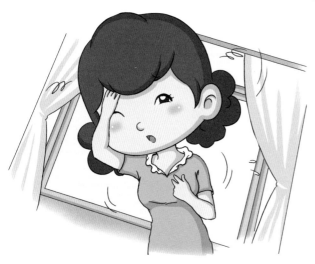

<< 小心低血糖的"侵袭"

如果孕妈妈晨起后，总是感觉头晕、恶心、乏力，就要提高警惕了，因为你可能出现了低血糖。对此，应尽早去医院检查病因。

你不知道的小秘密

通过电解质测试，可得知孕期身体游离矿物质含量和血糖水平，是否存在水和电解质失衡，确定是否患糖尿病。此项检查应在孕中期进行。检查前注意应空腹至少6小时，通常是早晨空腹检查。

孕妈妈低血糖会有什么反应

孕妈妈低血糖通常会感到饥饿，早孕反应强烈，容易出现头昏、恶心、出冷汗等。若孕妈妈低血糖的同时患有高血压、胰岛素瘤等疾病，低血糖的症状会更加明显。这类孕妈妈无论何时何地，都应随身携带糖，预防低血糖反应的发生。

电解质检查应关注什么

1. 血糖：正常的血糖参考值为3.61～6.11mmol/L，而孕妈妈的血糖不能超过5.8mmol/L。

2. 钾：正常的钾元素参考值为3.5～5.5mmol/L。

3. 钠：正常的钠元素参考值为135～145mmol/L。

4. 氯离子：正常的氯离子参考值为96～108mmol/L。

5. 总二氧化碳（TCO_2）：正常的总二氧化碳参考值为23～31mmol/L。

总二氧化碳浓度对孕妈妈的影响

总二氧化碳浓度增高，孕妈妈会出现代谢性碱中毒和呼吸性酸中毒，后者表现为呼吸中枢抑制、呼吸肌麻痹等。

总二氧化碳浓度降低，孕妈妈会出现慢性呼吸性碱中毒和代谢性酸中毒，后者表现为腹泻、肾衰竭、感染性休克等。

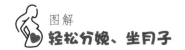
超声检查（B超）

≫ 超声检查可知胎儿性别

在孕 16 周左右进行超声波检查，可以看到胎儿的性器官，辨别出胎儿的性别，是不是很神奇？但通常是不允许进行非医学需要鉴定胎儿性别的。

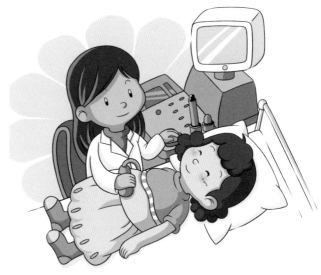

≪ 判断胎位是否正常

胎头附曲，枕骨在前面，分娩时，胎儿的头部先进入盆骨，这样，分娩就可顺利进行。若胎位不正，可能在分娩时导致难产。导致胎位不正的原因很多，孕妈妈应按时进行孕期围产检查，及时纠正胎位，避免分娩时难产。

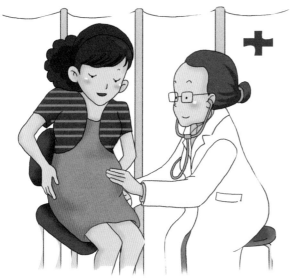

你不知道的小秘密

通过超声检查，可得知胎儿的发育状态、胎盘状态、羊水状态，确定孕周，协助孕妈妈确定分娩方式等。此项检查通常进行 2 ~ 3 次，在孕 18 ~ 24 周、孕 30 ~ 32 周、孕 36 周后各做 1 次。有异常、既往有流产史、不确定是否怀孕或有异常生育史等情况可在孕 12 周前检查 1 次。

孕期做超声检查会引发胎儿畸形吗

目前没有研究能证明孕期做超声检查会引发胎儿畸形。

认识超声检查报告中的多种名称

1. 头臀长（CRL）：胎儿头部与臀部间的距离。

2. 双顶径（BPD）：头部两端之间最长部位的距离。

3. 腹部横径（TTD）：腹部的宽度。

4. 羊水指数（AFI）：羊水是维系胎儿生存的重要因素之一。羊水的多少因人而异，但总体会随着孕周的增加而增加，过了预产期则会明显减少。

5. 胎盘分级（GP）：怀孕 28 周的时候胎盘多为 0 ~ Ⅰ 级，36 周左右胎盘级别为 Ⅰ ~ Ⅱ 级，40 周左右时胎盘级别为 Ⅱ ~ Ⅲ 级。达到 Ⅲ 级表明胎盘已经成熟，并开始逐渐老化，不利于胎儿对营养物质的吸收。

胎位不正的孕妈妈需注意哪些问题

1.根据具体情况听从医生的叮嘱，或通过专业科学指导来纠正胎位。

2.建议不要长时间坐卧，多进行轻缓的活动，比如散步等。

3.尽量不食用凉性或胀气性食物，比如西瓜、豆类、红薯等。

4.保持排便通畅，尽量每天都进行排便。

5.胎位不正的孕妈妈不要过于紧张，大部分孕妈妈都能自行纠正。

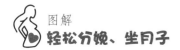

胎心监护和胎动

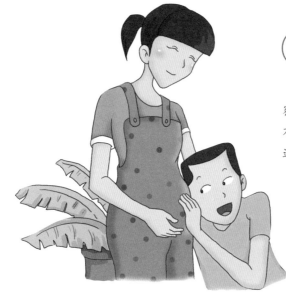

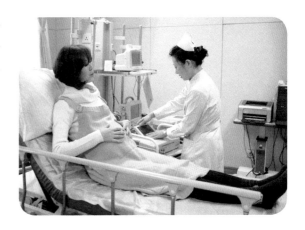

《 感知胎动

刚开始出现胎动时并不强烈，孕妈妈很难察觉，只有当子宫与腹壁接触时，孕妈妈才会有感觉。通常，10次胎动，孕妈妈可感受到9次，还有的孕妈妈只能感觉到6次。

做胎心监护需要耐心

若孕妈妈发现胎心监护的结果不好，不要太过紧张，偶尔出现一些异常的结果时，需要孕妈妈持续做下去，做40分钟或1小时也是正常的。

你不知道的小秘密

通过胎心监测，可得知胎儿在母体中的状况。此项检查可在孕 33 周进行，也可在孕 35 周进行。

为什么会出现胎动

从孕 8 周开始，胎儿的脊柱就可以进行细小的动作了，胎儿慢慢长大后，会舒展弯曲的四肢，在羊水中活动，改变姿势，还会进行呼吸样运动，以保证在出生时维持顺畅的呼吸。一般从孕 16 周末开始，孕妈妈可感觉到胎动。

胎心监护前应注意什么

1. 做胎心监护前半小时或 1 小时可适当吃些零食，比如巧克力。

2. 胎心监护最好在胎动最多的那个时间段进行。

3. 在做胎心监护时，若长时间没有胎动，可能是胎儿睡着了，孕妈妈可轻轻晃动腹部，让胎儿醒来。

4. 孕妈妈最好不要在刚进食完毕或饥饿时做胎心监护，此时胎儿不愿意活动。

认识胎动静息周期

胎动静息周期是孕妈妈在进行胎儿监护时得到的一组数值。胎动有活跃期和静息期，两期周期交替。通常，活跃期和静息期持续20分钟左右，有时则可能持续40分钟。若静息期时间长达1小时以上，胎儿有可能出现危险。

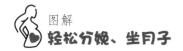
TORCH 检测

≫ TORCH 检测非常重要

感染 TORCH 后，孕妈妈不会有很强烈的症状，但胎儿会受到很严重的影响，有可能导致流产，所以孕妈妈一定要在平时多加小心。

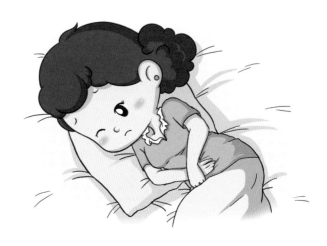

≪ 小心宠物携带弓形虫

孕妈妈怀孕后，最好将自己的宠物暂时请他人照料，或送到专门的托管机构。因为宠物身上携带着弓形虫，一旦孕妈妈感染弓形虫，易出现流产、胎儿畸形，甚至死胎的情况。

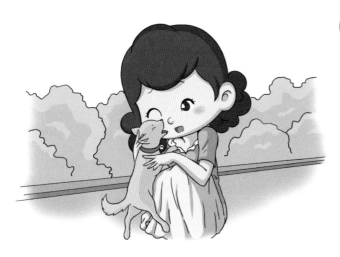

你不知道的小秘密

TORCH 一词是由数种导致孕妈妈患病，并能引起胎儿宫内感染，甚至造成新生儿出生缺陷的病原微生物英文名称的首字母组合而成的。其中 T 指弓形虫（Toxop asma），O 指其他病毒（Other），R 指风疹病毒（Rubella.Virus），C 指巨细胞病毒（Cytomegalo.Virus），H 指单纯疱疹病毒（Herpes.Virus）。

弓形虫感染可引起死胎、畸形、早产等；风疹感染多在怀孕1~6周时，除可致流产、死亡外，所生婴儿还可发生先天性风疹综合征；巨细胞病毒感染应结合临床情况进行具体分析；单纯疱疹病毒主要引起疱疹性口腔炎、湿疹性疱疹、疱疹性角膜结膜炎、新生儿疱疹等。

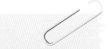

TORCH 对孕妈妈和胎儿的危害

孕妈妈被 TORCH 中任何一种病毒感染后，自身症状轻微，甚至无症状，但可垂直传染给胎儿，造成宫内感染，使胎儿出现严重的症状和体征，甚至导致流产、死胎、死产，即使出生后幸存，也可能遗留中枢神经系统障碍等严重先天缺陷。

认识TORCH检测

TORCH检测包括IgM与IgG两种抗体，前者表示新近1~2月的感染，后者表示既往感染，已具有一定的免疫力，尤其是风疹病毒IgG阳性，认为有终身的免疫力。孕前的TORCH检测就是要了解女性对这几种病毒的免疫状况，是否需接种风疹疫苗，是否对其他病毒具有一定的免疫力，从而指导女性怀孕的时间及注意事项，达到优生的目的。孕前女性进行TORCH检测，如IgG抗体阴性，则是没有免疫力的，风疹可以接受疫苗接种，其余项应进行孕早期筛查，及时发现，及早针对不同情况进行处理。

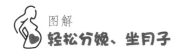
宫颈防癌涂片检查（TCT）

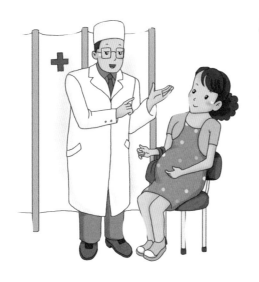

《 宫颈防癌检查

孕妈妈进行宫颈防癌检查，其结果并不一定准确，可能会出现病变更加"严重"的现象，孕妈妈不要太过紧张哦！若发现宫颈防癌涂片检查有问题，要尽快向医生咨询。

》 人类乳头瘤状病毒（HPV）检查

此项检查通常和防癌涂片检查一同进行，可检测出孕妈妈是否携带 HPV 病毒，通常是医生发现防癌涂片异常时，才会建议做此项检查。

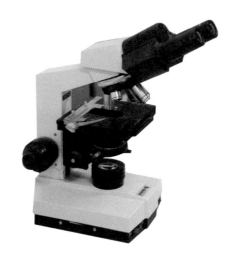

你不知道的小秘密

通过宫颈防癌涂片检查，可得知阴道、子宫是否出现感染，宫颈是否存在病变，还能了解雌激素水平。此项检查最好在孕早期进行。注意，在检查前24小时内不要进行性生活，检查前3天不能清洗阴道或塞入药物。

宫颈防癌涂片检查怎样进行

1. 医生需要用阴道窥器将阴道扩张，直到看见宫颈口。

2. 用棉签或子宫刷将子宫口处掉落的细胞收集起来，然后涂抹在玻璃片上，或放置在特制的化学溶液中。

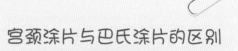

宫颈涂片与巴氏涂片的区别是什么

巴氏涂片需要医生用消毒棒从宫颈处蘸取一些分泌物，然后涂抹在玻璃片上，对其进行染色，最后在显微镜下观察细胞形态。这种检查方法会受到取材和医务人员的影响，易出现误差。而宫颈防癌涂片检查是医生用一种特制的刷子将宫颈上的掉落细胞刷下来，放入特制的瓶子中，最后用电脑检测，这种方法检查出来的结果更准确。

宫颈防癌涂片检查的频率

1988年，美国癌症学会建议，凡有性生活的成年女性，每年都应做一次宫颈涂片检查，若3年或以上的检查报告皆显示正常，得到专业医生评定后可每两年检查一次，一直到70岁。

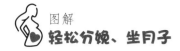

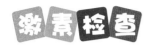

>> **孕妈妈体内人绒毛膜促性腺激素（HCG）的变化**

　　孕酮是持续上升的，而 HCG 在孕早期增长速度非常快，在怀孕 8 ～ 10 周时会达到一个高峰，持续到 12 周后迅速下降，然后保持一定的水平。

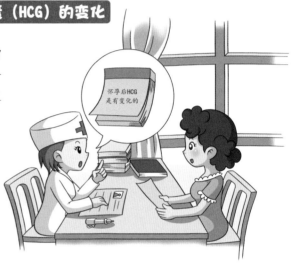

《 **孕酮水平不能低**

　　孕期，如果孕酮水平太低，易出现先兆流产。此时，孕妈妈应听从医生的嘱咐，进行外源性的孕酮注射或口服治疗。孕妈妈不要担心，这种激素不会影响胎儿的健康。

你不知道的小秘密

激素检查分为人绒毛膜促性腺激素（HCG）检查和孕酮检查。通过人绒毛膜促性腺激素检查，可得知黄体功能，对妊娠能否继续进行估测，此项检查需在孕早期进行（通常不超过12周）。通过孕酮检查，可得知孕妈妈体内的雌激素水平，确保受精卵顺利着床，并维持妊娠进行。

HCG升高一定是怀孕了吗

当出现绒毛膜上皮癌、甲状腺功能亢进、卵巢脓肿等时，HCG值也会升高，所以，HCG值升高了，不一定说明怀孕了。断定怀孕，还需要结合临床情况和其他检查结果。

从HCG的变化看怀孕

怀孕后，第9～11天时血液中的HCG会升高，此后，每两天HCG的量可上升2倍。若持续两次测出HCG量上升的速度很慢，则提示可能有宫外孕或胚胎异常、发育迟缓等问题。比如，昨天是11，今天是16，过两天才18，这样的HCG值就是异常的。

认识孕酮

孕酮其实就是孕激素，可维持女性正常的月经周期和排卵过程，女性受孕后，孕酮和雌激素水平会上升，对胎儿的正常发育和生长有益。若孕前孕酮较少，女性很难受孕，而即使受孕成功后，孕酮水平也难以维持妊娠进行，孕早期孕妈妈会出现阴道出血、下腹疼痛的现象，并被医生诊断为先兆流产。

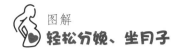
产前筛查和产前诊断(1)

》 孕期不要忽视三种筛查

孕妈妈在孕 14 ～ 20 周不要忘记进行唐氏检查、18-三体综合征筛查和先天性神经管畸形筛查，以便及时发现胎儿是否存在先天异常情况。

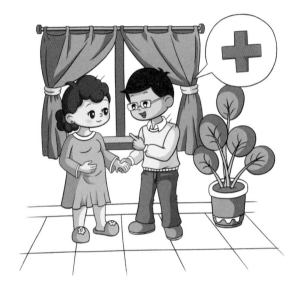

《 不要为诊断的概率过于担心

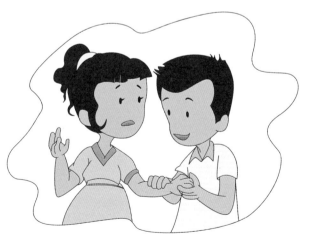

孕妈妈 20 岁时，生出先天愚型儿的概率大约为 0.07%；30 岁时，概率大约为 0.1%；35 岁时，概率大约为 0.2%。检测结果的数字往往会让孕妈妈非常担心，其实这种担心通常是多余的。如果检测结果真是说明有问题，医生是会明确告知利害关系的。

你不知道的小秘密

通过产前筛查，孕妈妈可得知自己怀有某些先天性异常胎儿的可能性。若筛查结果异常，医生会对孕妈妈提出终止妊娠的建议，以降低缺陷儿出生的概率。目前，产前筛查主要针对的疾病为先天性神经管畸形、唐氏综合征和18-三体综合征。

产前筛查的项目

1. 先天性神经管畸形筛查。此项筛查可筛查出先天性神经管畸形。神经管指的是胎儿的中枢神经系统。胚胎形成时，神经管应处于闭合状态，若此时有异常出现，将来胎儿就会出现多种先天畸形，比如，唇裂、腭裂、脑膨出等。

2. 唐氏筛查。此项筛查可筛查出唐氏综合征。唐氏综合征就是人体内第21号染色体出现了异常。这类胎儿易流产或早产，即使出生，智商也较低，且寿命短。

3. 18-三体综合征筛查。此项筛查可筛查出18-三体综合征。患此病的胎儿出生后体重很轻，头、面部、手、足全部畸形，骨骼和肌肉发育不正常，智力一般也存在异常，存活率很低。

筛查结果分析

产前筛查并不能诊断出胎儿是否患有某种疾病，只能筛选出胎儿患某一种疾病的概率。也就是通过孕妈妈的年龄、体重、血液、激素水平，结合孕妈妈的其他情况，计算出胎儿患上先天性疾病的概率为多大。若孕妈妈年龄在35岁以上，或曾经有过分娩畸形儿的病史，医生一般都会建议孕妈妈进行羊水穿刺和染色体测定进行进一步的诊断。

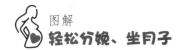

产前筛查和产前诊断(2)

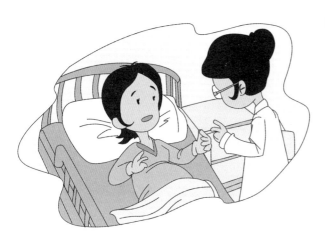

羊膜腔穿刺术危险性不大

如今，羊膜腔穿刺的技术已经十分成熟，其诊断的准确性和安全性都得到了医学界的公认。孕妈妈不用担心此检查会伤害到胎儿。仅有极少数孕妈妈在穿刺后会有轻微的子宫收缩，但在休息后都会得到缓解。

谨慎采取终止妊娠措施

孕妈妈在得知胎儿可能患有唐氏综合征或其他先天疾病时，一定要先向产科医生咨询，慎重选择是否终止妊娠。

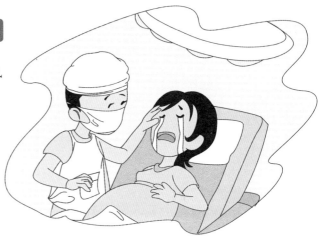

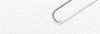

你不知道的小秘密

在遗传咨询的基础上，对有高风险的孕妈妈进行产前诊断，若确定胎儿健康，可孕育到足月生产，否则，应尽快终止妊娠。

哪些人应进行产前诊断

1. 孕妈妈年龄在 35 岁以上的。

2. 孕妈妈是 X 连锁隐性遗传病携带者。

3. 曾经生育过神经管畸形、染色体异常宝宝的孕妈妈。

4. 夫妻中有一人是平衡易位染色体携带者。

5. 产前筛查血清标记物不正常的高风险孕妈妈。

6. 可能患有能进行 DNA 诊断的先天性代谢缺陷症或其他遗传病的孕妈妈。

产前诊断的方法有哪些

1. B 型超声扫描。
2. 胎儿镜检查。
3. 绒毛取样法。
4. 脐带血穿刺。
5. 羊膜腔穿刺法。

羊膜腔穿刺

属于唐氏高危或高龄的孕妈妈，通过羊膜腔穿刺术，可排除异常。在孕妈妈怀孕 16～20 周时可以做此项检查。检查时，医生会在孕妈妈的腹部涂抹碘液，然后将一根针管扎进羊膜腔，通过超声波的协助，保证针不碰到胎儿，最后取出20～30ml羊水，放入实验室分离出胎儿的细胞，诊断胎儿是否出现了染色体异常。此项检查不用住院，穿刺前不用麻醉，检查完毕孕妈妈休息30～60分钟便可离去。

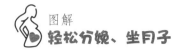

50克糖筛

 做糖筛前几天饮食要规律、清淡

孕妈妈在做糖筛前的 2 ~ 3 天饮食要规律、清淡,不要大量吃甜食,否则会影响到检查结果。

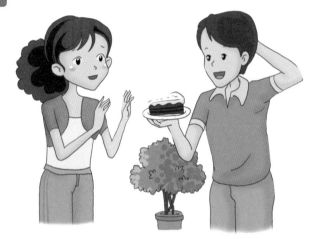

 适量吃甜食不会导致妊娠期糖尿病

甜美的水果,让人垂涎三尺,孕妈妈适量吃甜食或水果不会患上妊娠期糖尿病。这种疾病是由于孕妈妈对碳水化合物耐受性不良所致的。

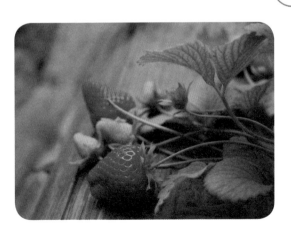

你不知道的小秘密

通过 50 克糖筛，可及时发现孕期血糖是否存在异常。此项检查可在孕 24 ~ 28 周进行。注意，检查前应空腹 6 小时以上，因此，最好是早晨空腹做检查。

如何进行50克糖筛检查

孕妈妈早晨空腹抽血一次，然后将 50 克葡萄糖溶于 200 毫升的水中，5 分钟内喝完，一个小时后抽血测血糖值，如果结果 ≥ 7.8mmol/L 则为异常，需进一步做糖耐量试验。

认识糖耐量试验

当糖筛结果异常时，孕妈妈需进行此项检查。早晨空腹抽血检查血糖，然后孕妈妈喝下用 300 毫升水溶解的 75 克葡萄糖水，在 1、2、3 小时后分别抽一次血，这四次检测血糖的标准参考值为：

空腹：3.9 ~ 6.1mmol/L

1 小时：6.7 ~ 9.5mmol/L

2 小时：≤ 7.8mmol/L

3 小时：3.9 ~ 6.1mmol/L

如何预防妊娠糖尿病

1.主食最好不要吃面包或饼干这样的食物。

2.每天的肉类食物要控制量，100克左右为宜。

3.宜多吃蔬菜，最好不要吃土豆、红薯和粉条这样的高淀粉食物。

4.烹调时少放油，不要喝菜汤。

5.每天坚持喝牛奶，吃鸡蛋。

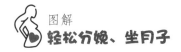

心电图检查

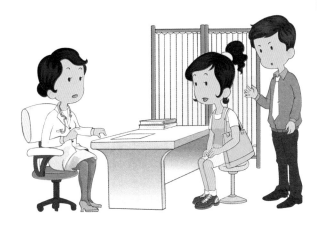

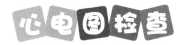

《 孕妈妈可接受动态心电图检查

动态心电图检查就是在 24 小时或以上时间内记录心脏活动的检查。通过此项检查，可鉴别诊断冠心病、无症状心肌缺血、晕厥等疾病，还可以获知心脏的储备能力。

》 心电图检查前勿饱食

临到做心电图检查时，孕妈妈即使胃口再好，也不要吃太多哦！冷饮更是应该杜绝的。这些因素都可能导致心电图异常，影响对疾病的判断。

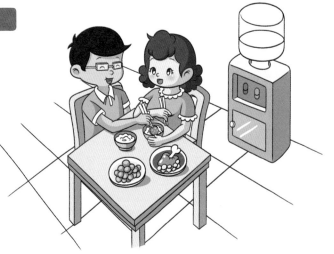

你不知道的小秘密

通过心电图检查，可了解孕妈妈的心脏功能，此项检查建议在孕晚期进行。注意，在检查前不要做剧烈活动。

孕期进行心电图检查的必要性

因为胎儿的存在，胎盘供血导致全身循环血量变多，让孕妈妈的心脏负担变大，若心脏储备不充足，心电图就易出现变化，比如，心动过速或心律不齐。而到孕晚期，孕妈妈的心脏承受的负担更重，很容易出现心慌、憋气等状况，此时就应该做心电图检查，看是否存在异常。

做心电图检查需注意什么

1. 检查前不饱腹，不吃冷饮，不抽烟，并安静休息 20 分钟。

2. 检查时，需平躺，解开内衣，全身放轻松，匀速呼吸，不说话或移动。

3. 若孕妈妈由于某种原因正在服用一些药物，应在检查前让医生知晓。

心电图检查的结果和处理方法

1.室上性心动过速：若孕妈妈无明显症状，可观察一些时日；若出现心悸、心慌等症状，孕妈妈应到医院诊治。

2.窦性心动过缓：若孕妈妈曾是运动员，此为正常现象；若孕妈妈白天嗜睡，精疲力乏，心跳速度更缓，则应提高警惕。

3.窦性心律不齐：此现象一般不会对孕妈妈和胎儿的健康造成不良影响。

4.S-T改变或T波改变：说明孕妈妈有可能是心肌缺血，要配合医生调理并在平时适当锻炼身体。

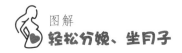
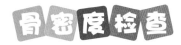

 吃钙片补充钙质

　　有了钙片，孕妈妈就不用担心胎儿缺钙，或自身出现骨质疏松了。但要记住，服用钙片，一定要在医生的指导下服用孕妈妈专用的钙片。

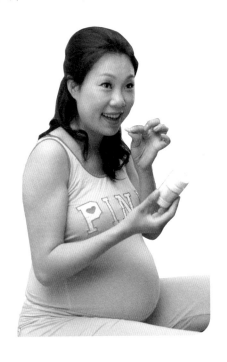

 补钙美食——自制水果酸奶

　　准备一些原味酸奶、草莓、苹果、黄桃、蜂蜜，将水果清洗干净，去皮，切成小块，放入原味酸奶中，调入适量的蜂蜜即可。酸奶中含有丰富的钙质，而且孕妈妈适当食用一些，还有助于肠道蠕动，预防便秘。

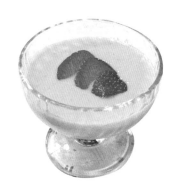

你不知道的小秘密

通过骨密度检查，可得知孕妈妈是否存在骨质疏松。此项检查可在孕期的任何时间进行，通常在夜间出现抽搐后进行。

骨密度检查对孕妈妈和胎儿身体有害吗

骨密度检查为无创检查，在检查时，孕妈妈需裸露足部，医生用骨密度测定仪对孕妈妈骨骼中的钙质进行测量。这种检查不会伤及孕妈妈和胎儿。

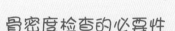

骨密度检查的必要性

随着年龄的增长，男女骨骼中的钙质都会开始流失，而孕妈妈对钙质的需求会增多，若孕前就已经患有骨质疏松，孕期骨质疏松就会更严重。而在骨质疏松不严重时，孕妈妈不会有异常症状。当出现腰酸背痛，甚至是病理性骨折时，骨质疏松就已经很严重了。所以，为了防止孕期严重缺钙，进行骨密度检查很有必要。

如何缓解孕期缺钙症状

1.坚持每天喝一杯牛奶。

2.建议一周做2～3次适合孕妈妈的运动，每次坚持20～30分钟。

3.多吃一些含大量胶质的食物，比如，海带、贝类等。

4.多在户外享受阳光的沐浴，也可以达到补钙的效果。

5.不要喝碳酸饮料。

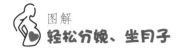
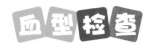

 Rh 阴性血型

　　通过检测，可得知孕妈妈的血型。在我国，大部分人为 Rh 阳性血型，Rh 阴性血型的人仅占 3% ~ 4%。

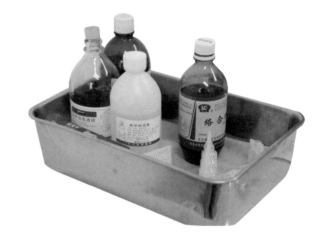

ABO 溶血症的症状

　　一旦母体与胎儿的血型不合，宝宝便会出现溶血症，通常 ABO 溶血症会导致宝宝出现黄疸，但一般都不严重。

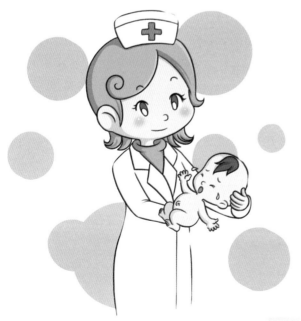

你不知道的小秘密

通过检查准父母的血型，避免胎儿溶血；为输血和剖宫产做准备，以免遇到危急的情况不能马上找到合适的血型急救。此项检查在备孕期或孕期进行皆可。注意，检查时，需要检查 ABO 和 RH 两种血型。

什么是Rh血型不合，有什么危害

母儿 Rh 血型不合不但有可能使胎儿在宫内发生溶血，甚至死亡，也可导致新生儿溶血病。目前认为 Rh 血型可能有 6 种抗原，其中以 D 的抗原性最强，引起胎儿溶血病发生率最高，故凡具有 D 抗原时为 Rh 阳性。

什么是ABO血型不合，有什么危害

孕期，母儿 ABO 血型不合可引起新生儿溶血病。ABO 血型不合发生于孕妈妈为 O 型，丈夫血型为 A 型、B 型或 AB 型的情况。这些抗体可经胎盘进入胎儿血液循环，破坏胎儿红细胞，引起溶血，抗体滴度愈高危害愈大。由于 ABO 血型抗原广泛存在于自然界中，孕妈妈接触后在体内便产生相应的抗体，ABO 溶血病可在任何一胎发病。通常病情较轻，经一般处理即可，大多不需要进行换血治疗。

Rh血型不合怎么办

为预防意外发生，应在孕早期、中期、晚期检查母体血液的抗体滴度。抗体滴度值高时，要监测胎儿情况。

现在 Rh（−）妈妈，Rh（＋）爸爸，在流产或分娩后72小时内会注射抗D丙种球蛋白以避免对Rh因子产生抗D免疫抗体，从而保证以后胎儿、婴儿的安全。另外，应避免输入Rh阳性血液。

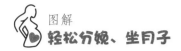

凝血功能

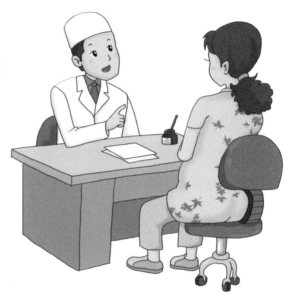

》 凝血功能检查以防分娩发生意外

在医学上，通常在术前为了了解患者的凝血功能是否异常，都会做相关检查，以防止手术中出现流血不止的现象，对于面临分娩的孕妈妈来说，分娩难免有血液的流失，为了避免意外发生，孕期一定要检查凝血功能是否正常。

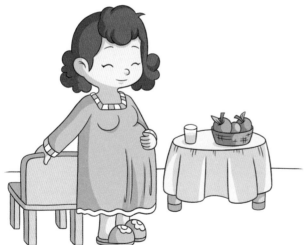

《 检查凝血功能无需空腹

通常做需要抽取血液的检查，孕妈妈都要空腹，但进行凝血功能检查，孕妈妈就无需饿着肚子去医院了，因为此项检查不受饮食的影响。

你不知道的小秘密

通过凝血功能检查，可得知孕妈妈的凝血功能，是否存在凝血问题。此项检查可在孕晚期或分娩期进行。

为什么凝血功能检查很有必要

临近分娩时，医生需要掌控孕妈妈全身的基本状况，所以，需要特别检查一下孕妈妈的凝血功能，因为分娩时，孕妈妈会流失很多血液，若凝血功能不好，分娩时易流血不止，出现危险。

认识凝血检查五项

1.凝血酶原时间（PT）：可获晓外源性凝血系统中凝血因子是否缺少。其正常值为11～13秒，若时间变长，则说明Ⅰ、Ⅱ、Ⅴ、Ⅶ、Ⅹ因子缺乏，维生素K缺乏，有肝病等；若时间变短，则说明患有先天性Ⅴ增多症，有血栓性疾病等。

2.活化部分凝血活酶时间（APTT）：可获晓内源性凝血系统中凝血因子是否缺乏。其正常值为32～43秒，若时间变长，则说明Ⅷ、Ⅸ、Ⅺ因子缺乏。凝血酶原或纤维蛋白原严重变少等；若时间变短，则说明血液处于高凝状态。

3.纤维蛋白原（Fg）：其正常值为2～4g/L，若减少，则说明出现纤溶亢进，患重症肝病等；若增多，则说明患糖尿病、急性感染，出现休克等。

4.纤维蛋白降解产物（FDP）：其正常值为1～6mg/L，若增多，则说明出现原发或继发性纤溶亢进，或正在接受溶栓治疗。

5.凝血酶原激活时间（ACT）：可获晓体内肝素和类肝素物质。其正常值为70～130秒，若没有使用肝素，ACT变长了，则说明体内类肝素物质太多。

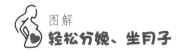

产检项目和时间

产检时间	重点检查项目	注意问题
8~12周：第一次正式产检	给胎宝宝建立档案；做各项基本检查，包括体重、血液、血压、问诊、胎心音	大多数孕妈妈建档的时间在12周，其实在8~12周内皆可，但最晚不可晚于16周
15~20周：第二次正式产检	唐氏筛查，如唐筛高危，需要做羊水穿刺。做各项基本检查	排查畸形
21~24周：第三次正式产检	B超大排畸	排查畸形
24~28周：第四次正式产检	妊娠糖尿病筛查	喝糖水，监测血糖
29~32周：第五次正式产检	妊娠高血压综合征筛查	排除妊娠高血压的可能，血常规筛查贫血
33~34周：第六次正式产检	B超评估胎儿体重、胎心监护	超声波评估胎儿体重，检测胎儿状态
35~36周：第七次正式产检	阴拭子	检测胎儿状态
37周：第八次正式产检	胎心监护、测胎心率，测量骨盆	决定分娩方式
38~42周：第九次正式产检	临产检查，超声估计胎儿大小和羊水量	评估宫颈条件，随时准备生产；41周以后，考虑催产

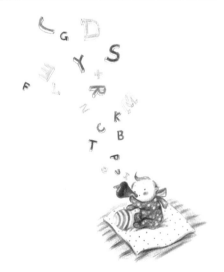

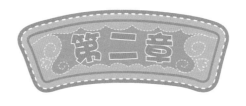

做好分娩前的准备

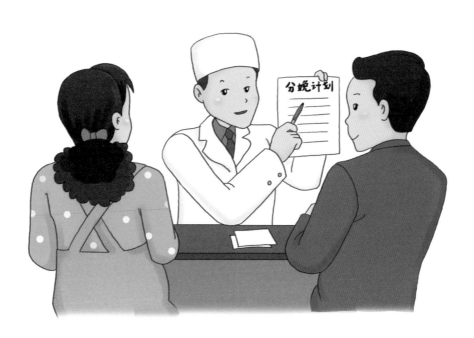

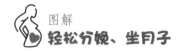

分娩前的思想准备

⟫ 以平常心面对检查结果

分娩之前会进行一些相关的检查，医生会根据检查结果做出具体的分娩方案，孕妈妈只要好好配合医生即可，不要对检查结果过于忧虑。

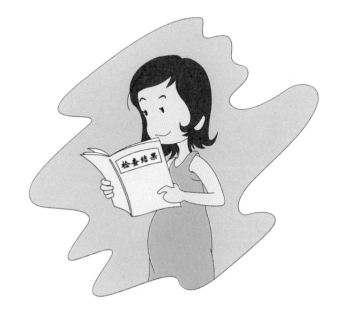

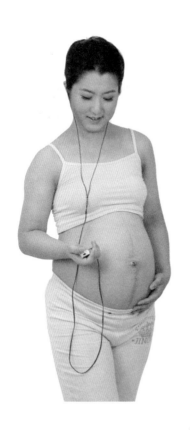

⟪ 通过音乐稳定情绪

在分娩之前，如果孕妈妈的心情难以平复，建议尝试着听一些自己喜爱的音乐，这对于稳定情绪会起到一定的作用。

你不知道的小秘密

对于第一次生产的孕妈妈而言，从宫缩到分娩一般需要 12 ～ 16 个小时，有的会持续 20 个小时左右，甚至更久。所以，孕妈妈要多了解相关知识，做好充足的心理准备。

放下心理负担

在分娩前期，孕妈妈一方面希望尽快结束分娩，另一方面又对自己能否生下一个健康的宝宝而感到烦躁不安。此时，孕妈妈可以根据自己不同的心理状态寻求适合自己的，恰当的心理调节方法。

保持愉快的心态

分娩是绝大多数女人都要历经的人生过程，更是一件值得庆祝的事情。孕妈妈应该有信心，在精神上和身体上做好准备，能够用愉快的心情来迎接宝宝的诞生。除此之外，在分娩之前，准爸爸应该给孕妈妈充分的关怀和爱护，亲朋好友和医务人员也应该给孕妈妈一定的支持和帮助。孕妈妈的思想准备越充分，分娩痛苦就越轻。

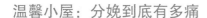

温馨小屋：分娩到底有多痛

分娩是女性特有的生理过程，所以不要把分娩想得太过可怕。当然，在分娩的时候，子宫收缩会引起阵痛，这些都是自然的生理现象。在分娩过程中，阵痛是必然的，但是这只是生理疼痛，是人体能够承受的。因此，孕妈妈不必过于担心。

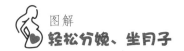

分娩前的身体准备

分娩前进行必要的检查

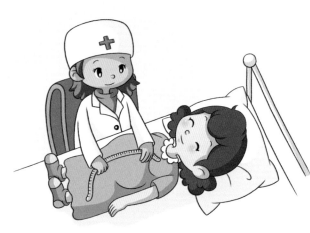

临近分娩了，除了一般的常规检查外，医生还会给孕妈妈做一些与分娩相关的检查，如阴道检查或是肛诊，这些都是为了进一步确诊是否能正常分娩。再者就是量血压和尿检，这是为了确诊是否有妊娠期高血压综合征、糖尿病和尿路感染。

孕妈妈应在入院待产前洗一次澡

分娩前需要保持身体的清洁。在分娩后，新妈妈不能马上洗澡，所以入院之前最好洗一次澡。洗澡时，需要有家人陪伴照顾，以免因为浴室内湿热和地滑等原因让孕妈妈和胎儿发生意外。

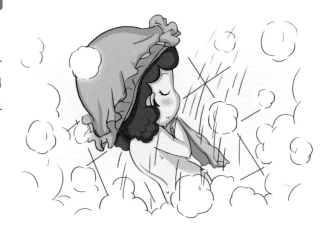

你不知道的小秘密

在子宫内时，胎儿依靠母体来获取氧气和营养物质，而出生后，就必须依靠自身了。随着胎儿逐渐发育成熟，母体就会释放一些激素，作用于胎盘，使其合成一些酶类，促进胎儿重要器官的进一步发育成熟，并刺激分娩。

分娩前要保证充足的睡眠

在分娩时，产妇需要耗费大量的体力和精力，所以，在分娩前，产妇要保证充足的睡眠。

产道准备

胎儿出生前，子宫颈的结缔组织将子宫口紧紧关闭，即将分娩时，宫颈必须变软、扩张，这样才能保证子宫收缩时压迫胎儿顺利进入产道。在出生前的3～4周，胎盘会产生更多的雌激素，让宫颈开始变松、变软，进入准备分娩的状态。当分娩开始时，宫颈逐渐变薄、变短而且扩张，致使宫口开放，保证胎儿顺利娩出。

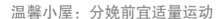

温馨小屋：分娩前宜适量运动

有调查发现，活动量过少的孕妈妈更容易出现分娩困难。因此，孕妈妈在分娩前不宜长时间卧床休息。建议孕妈妈可以饭后先休息15分钟，然后出去缓慢地散散步，但是注意不要太累，那样对身体也不好。

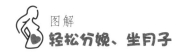
分娩前的物质准备

》 孕妈妈入院用品的准备

孕妈妈入院前要准备好盥洗用具、前开扣的换洗衣物、梳子、乳液、拖鞋、保温杯和保暖的衣物等。

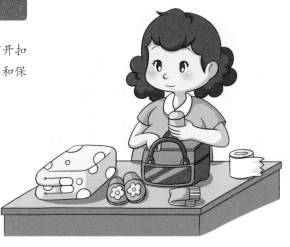

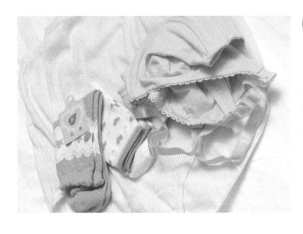

《 准备大一号的文胸

由于孕妈妈在分娩后需要给宝宝哺乳，所以在准备文胸时，应选择大一号的、可以放乳垫的，最好还有授乳开口设计的，这样方便哺乳。

你不知道的小秘密

孕妈妈在准备物品的时候，一定要做好两方面的准备，不仅宝宝所需的物品要准备充分，自身所需的物品也不能少，这样才能保证分娩之后物品的及时供应。

入院时需要准备的证件

入院时需要准备的证件有：夫妻双方身份证、产检病历及围产卡、准生证、医保卡、生育保险证等。

新妈妈用品

产褥卫生巾：产后新妈妈会有少量出血及恶露，需要备好柔软的产褥期专用卫生巾。

孕产妇专用牙刷：新妈妈产后不宜使用刷毛较硬的普通牙刷，需要准备刷毛柔软纤细的孕产妇专用牙刷。

换洗衣物：新妈妈产后身体虚弱，爱出汗，需要多准备几套柔软宽松的衣服，以便及时更换。

毛巾：新妈妈产后易出汗，需多准备几条柔软、吸水性强的棉质毛巾，勤更换勤清洗。

入院前必备新生儿用品

衣物用品：新生儿内衣2套，应宽松柔软，最好是白色或浅色棉布制作，系带式、连体衣。婴儿帽2个。包巾或包被2套，根据季节选择薄厚。褯褓1个，袜子2双。

奶瓶：准备正规品牌的奶瓶2个，玻璃的比塑料的好。劣质塑料奶瓶可能含有有害物质。

尿布或纸尿布：准备至少20条尿布，应选用柔软、吸水性强、耐洗的棉制品。也可使用纸尿布，新生儿每天大约需要用10片以上纸尿布，需要多准备一些，购买时要选择正规品牌的产品。

湿纸巾：需准备婴儿专用的湿纸巾，柔软、湿和不刺激。宝宝大便、小便之后需要用湿纸巾来清理。

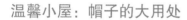

温馨小屋：帽子的大用处

如果是冬天，生完孩子，新妈妈身体虚弱，最怕受风。所以头部及各个关节部位都要保护好。如上卫生间或出房门时，都要注意戴上帽子，以防止过道有风。

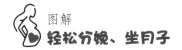
分娩前的模拟训练

》 特殊情况需提前住院

　　如果孕妈妈曾经有妊娠合并症，比如，高血压、糖尿病、甲亢或者是胎位不正，应该提前住院待产。

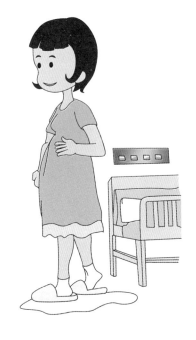

《 分娩前要排空大小便

　　分娩前，如果孕妈妈不排空大小便，在分娩过程中，就会因为腹压过高而使大小便不由自主地排出体外，污染外阴，增加生殖道感染的概率。所以孕妈妈在分娩前一定要排空大小便。

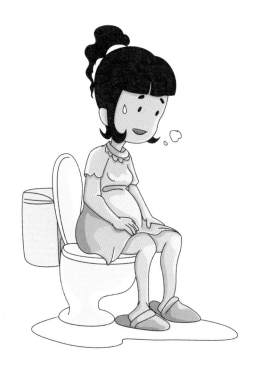

你不知道的小秘密

在预产期前 2 ~ 3 周，有些孕妈妈会出现不规律的子宫收缩，此时，最好能够去医院检查，看看子宫口是否开大，如果是假临产就可以回家好好休息，若是出现了有规律的宫缩，而且感觉越来越强，就应马上住院。

第一产程的呼吸练习

在宫缩的时候应该保持呼吸节律，适当深呼吸，使氧气能够吸入体内供胎儿使用。这样的做法还可以减轻宫缩时的疼痛和降低腹压。宫缩时不要喊叫，因为喊叫会减少氧气的吸入，对胎儿非常不利。

肌肉松弛训练

这一训练可以由准爸爸协助，如面向左侧，上身倾斜30°采用半卧位。准爸爸喊口令：屈曲踝部，放松！绷紧大腿，放松！抬左脚，放松！抬右脚，放松！抬臀部，放松！

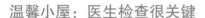

温馨小屋：医生检查很关键

医生会经常查听胎心、触摸宫缩力度和定时查肛以观察宫口张开的情况，还会测血压和脉搏，必要的时候还会输液。孕妈妈一定要有心理准备，积极配合各项检查。

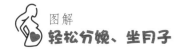
分娩前准爸爸的准备

》 分娩前准爸爸可准备一些轻音乐

分娩前，孕妈妈会产生焦虑情绪：自己能不能顺利分娩？分娩时会不会有生命危险？分娩会不会很疼？孩子生出来会不会有问题？此时，准爸爸可以播放一些轻音乐，缓解孕妈妈的焦虑情绪。

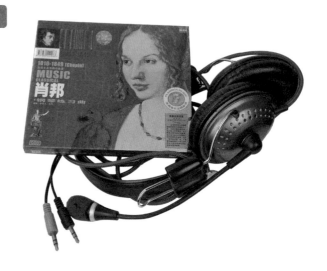

《 分娩前，准爸爸要沉着冷静

产妇在面临分娩前的宫缩阵痛时，那声嘶力竭的喊叫声往往会让准爸爸担心不已，甚至指责医生，但这样并不能缓解产妇的宫缩阵痛，甚至还会造成难产。所以，在产妇分娩过程中，准爸爸要沉着冷静，积极配合医生的工作。

你不知道的小秘密

分娩前，准爸爸应该学习有关分娩常识，了解分娩全过程以及可能出现的问题，了解分娩时怎样配合等问题。另外，准爸爸还要配合孕妈妈进行分娩前有关训练，减轻双方的心理压力。

清扫、布置房间

准爸爸应在孕妈妈生产前将房子收拾好，使新妈妈能愉快地度过产褥期，使宝宝生活在一个清洁、安全、舒适的环境里。布置房间时应当首先将新妈妈和宝宝的床安排在采光好、通风条件件好、安静、干燥的房间。如果房间少，不能专为新妈妈和宝宝安排一间，可用家具为新妈妈和宝宝隔一个小间，以便减少外界干扰。

准爸爸的积极性引导

孕妈妈在分娩前，会产生一些焦虑感，因此转移注意力在这个时候也是很必要的。准爸爸可以陪孕妈妈多做一些她所喜欢的事，这样可以稳定孕妈妈的情绪，减轻产前忧虑和紧张。另外，准爸爸还可以经常对孕妈妈进行积极的心理暗示，比如，和她想象宝宝出生后带来的快乐等。

温馨小屋：分娩前准爸爸这样做

在孕妈妈分娩前，准爸爸应该了解一些分娩知识，在孕妈妈宫缩时，帮助其减轻疼痛。

此外，还要带上一些可以补充能量的小零食，比如，巧克力、牛肉干等，因为在分娩时，产妇需要耗费大量的体力，分娩后急需补充能量。另外，还要带上水和一个吸管，保证产妇躺在床上就可以喝到水。

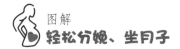
分娩时准爸爸的陪产准备

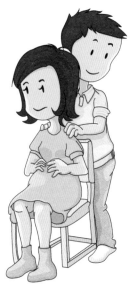

《 **不是所有的准爸爸都适合陪产**

准爸爸陪同孕妈妈一起生产无疑是令人感动的，但心理承受能力差或晕血的准爸爸就不要陪产了，以免自己晕倒，给医生和护理增加负担。

》 **陪产可以增进夫妻感情**

准爸爸在陪产的过程中，看到妻子分娩的艰难，也会对增进夫妻感情起到良好的作用，让准爸爸在以后的日子里更加珍惜自己的妻子。

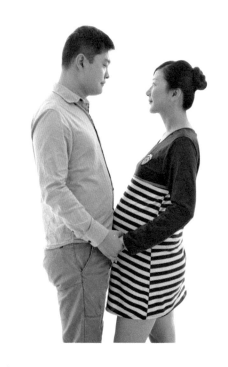

你不知道的小秘密

准爸爸陪同产妇一同进入产房，对产妇分娩十分有利，因为有了准爸爸的陪伴，产妇会更加勇敢，情绪也会更加平稳，还能加大对疼痛的承受能力。

准爸爸陪产的益处

1. 准爸爸在陪伴产妇生产时，可以看到分娩的全部过程，随时了解产妇和胎儿的情况，若出现分娩困难或胎儿窘迫等问题，医生可以及时和准爸爸沟通，做出决定并进行最好的处理。

2. 作为产妇最信赖的人，准爸爸陪产可以消除产妇的害怕和紧张，帮助产妇更好地度过分娩阶段。准爸爸最好给予产妇肢体接触，如拥抱、按摩，多说些鼓励及安慰的话，分散产妇的注意力。

准爸爸怎样陪产

1. 给产妇做局部按摩，比如，手、脚，缓解产妇的不适。

2. 与产妇的呼吸节奏保持一致，让产妇感觉不是自己"孤军奋战"，而是有你在陪伴。

3. 让产妇闭上眼睛，给她描述一个和谐美好的世界，将她带入其中，使其情绪逐渐平复下来。

温馨小屋：记录这难忘的时刻

在征得医生的许可后，准爸爸在进入产房时，不要忘记带一部照相机或者DV机，从孕妈妈被推入产房开始记录，一直到宝宝出生，这样做无疑是非常有意义的。但一定要保证照相机或DV机有足够的电和存储空间噢。

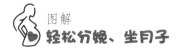
分娩经验谈

》判断胎位的好处

枕后位是难产的首要原因。所以产前体检，判断胎儿体位，可以及早发现枕后位。这样就可以在医生的指导下，采取相应的措施，使胎儿转为枕前位，从而能有效降低剖宫产率，减少头位难产给孕妈妈和胎儿带来的伤害。

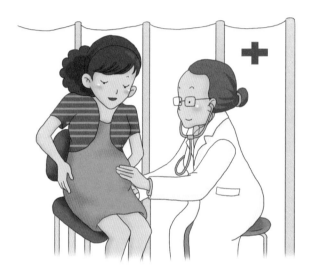

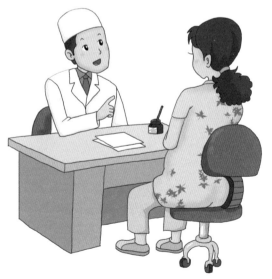

《分娩前不要暴饮暴食

分娩前，孕妈妈吃得多，体重就会剧增。如果体内脂肪蓄积过多，会导致肌肉组织弹性减弱，分娩时很容易造成滞产或大出血，并且过于肥胖的孕妈妈发生妊娠高血压综合征、妊娠合并糖尿病、妊娠合并肾炎等的概率更大。

◆我临近分娩前，因为担心坐月子的时候，不能经常洗澡，于是就每天洗热水浴，而且时间都很长，结果造成感染，得了阴道炎症。我很担心在自然分娩的时候宝宝受到感染，所以选择了剖宫产。建议分娩前不要长时间洗热水浴。

◆分娩前几天，家人告诉我不要外出，结果我还是自己一个人出去了。不料宝宝正在这个时候打算出来了，我身边没人陪伴，幸好碰见好心人帮我叫了救护车，这才避免出现大的问题。我建议孕妈妈外出最好要有家人陪伴，独自外出时间不要过长，并告知家人。

◆宝宝快要出生了，我遵照医生的建议，每天出去散步，早晚各一次。虽然走不了多远，但是也锻炼了腿部的肌肉，有利于生产。另外，我还进一步训练分娩的辅助动作，练习呼吸技巧。不久，我很顺利地生下了一个健康的宝宝。

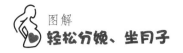

★专家提醒★

◆当孕妈妈进入产房后，一般要先进行常规的阴道检查，借此估计产程进展的程度。如果这个时候胎膜已破，那么就要首先做阴道窥器的检查。通过这个检查可以了解宫颈管扩张、宫颈管消失的程度以及胎先露的位置，为接下来的分娩做好准备。

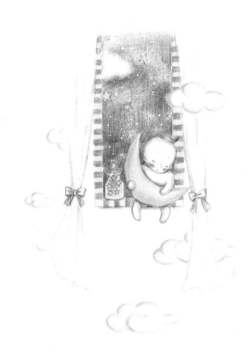

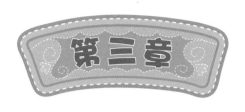

了解分娩的相关常识

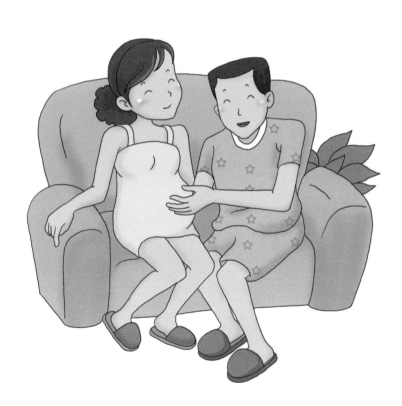

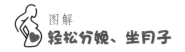

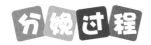

分娩过程

>> 产程过长可不好

　　产程超过 24 小时的情况就是滞产，这会对产妇和胎儿的生命造成危害。由于产程过长，子宫的肌肉经过长时间的收缩及缩复，会被拉得又长又薄，很有可能导致子宫破裂。而且，分娩时间过长也容易发生母婴的感染。

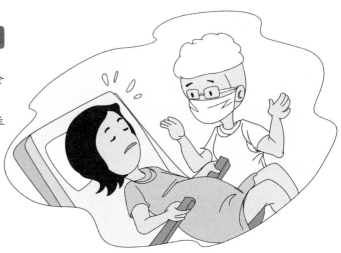

<< 深呼吸，平复心情

　　进入产房后，很多产妇都会出现不同程度的紧张，甚至产生恐惧心理，此时，产妇可以进行深呼吸，让自己的情绪慢慢稳定下来。

你不知道的小秘密

产妇在分娩的时候不要高声喊叫，其实发出声音本身并没有什么不好，但是如果持续地高声喊叫，就会打乱呼吸节奏，产妇会感到紧张、疲劳，而这些又首先会影响到交感神经，阵痛就会更加严重。

产程及要点

第一产程：从阵痛每隔 10 分钟时开始，到宫口全开至直径 10 厘米。初产妇需要 10 ~ 12 小时，经产妇需 6 ~ 8 小时。要点：阵痛发作时进行短促呼吸和胸式呼吸，此时不能用力。

第二产程：是从宫口开全到胎儿娩出。初产妇要 2 ~ 3 小时，经产妇需 1 小时。要点：按医生的指导，进行短促呼吸或用力。用力的要领如同解大便，宫缩间隙时放松。

第三产程：从胎儿诞生到胎盘娩出。初产妇要 20 ~ 30 分钟，经产妇需 10 ~ 20 分钟结束。要点：切断脐带后，在 10 ~ 30 分钟内有轻微阵痛，再一次用力，胎盘娩出。

温馨小屋：阵痛没来的时候不要用力

产妇要用力配合阵痛的波动，不然用力是没有意义的。反复地用力只会消耗掉自己的体力，因此，产妇要注意阵痛一结束就立刻松口气，让全身放松。

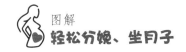
分娩三要素

》》 胎儿头骨的特殊构造

胎儿头骨和成年人一样，是由五块骨骼组成。但未出生的胎儿骨骼并未固定，因而在通过狭窄的产道时，它们会重叠起来，使头部变小以顺利通过产道。出生数日后，即可恢复原状。

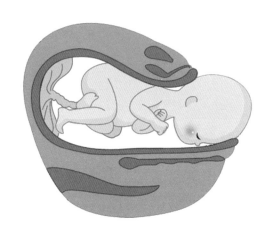

《 分娩三要素作用下的胎儿出生

分娩时，宝宝并不是一下子就从子宫娩出，而是一个循序渐进的过程。

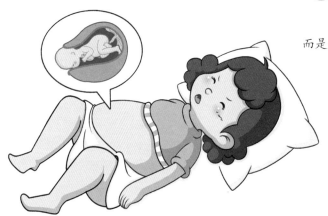

你不知道的小秘密

产道、胎儿和产力是直接影响分娩顺利与否的三个要素。此外，母体的健康状态、周围环境也是生产的相关要素。

1.产道

软产道：子宫内的胎儿离开子宫到达外界必须通过的第一关是平时紧闭的子宫入口，然后是通过阴道到达外阴部的第二关。这些通道是由肌肉和韧带组成的柔软通道，所以称为软产道。

骨产道：骨产道是由数块骨骼所组合而成的空间。这些骨骼由关节联结，靠着韧带坚强地结合起来，除了尾骨在分娩时可被胎儿头部挤动 2 ~ 3 厘米外，其余几乎都是固定的。

2.胎儿的状态

胎儿在狭窄的产道中会尽可能地缩成一团。

胎儿身体最大、最硬的部分是头部。一般来说，分娩时只要胎儿头部顺利通过，分娩就轻松了。

3.产力

产力是将胎儿及附属物从子宫内逼出的力量，由子宫收缩的力量、子宫口开全后腹壁肌、膈肌收缩力和肛提肌的收缩力组成。

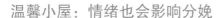

温馨小屋：情绪也会影响分娩

分娩能否顺利完成，除了取决于产道、胎儿、产力这三个基本要素之外，其实还有第四个因素，也就是产妇的精神心理因素，所以，在分娩的整个过程，产妇虽然身体很疼痛，但也要稳定心情，尽量做到情绪平和。

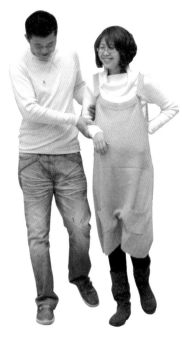

轻微阵痛时，走动走动

当阵痛不是很强烈时，产妇最好在医院的走廊中走动一下，这样可以使身体得到活动，还能转移自己对阵痛的注意力。

阅读缓解阵痛

孕妈妈在去医院前可以带几本自己喜欢的、没有看过的书、杂志，当阵痛发生时，翻看一下书、杂志，便可以转移对疼痛的注意力。

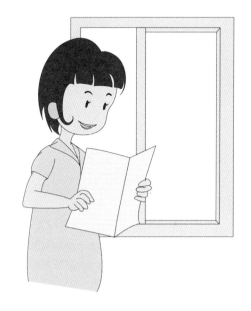

你不知道的小秘密

在怀孕中期，尤其是 16 周以后，孕妈妈便会出现怀孕阵痛，但都是不规则阵痛，和分娩阵痛不同。阵痛并非子宫肌肉持续收缩，而是收缩与弛缓反复交替，这种收缩就是阵痛发作，阵痛发作与发作间的休止期称为阵痛间歇。

阵痛的时间

接近临产时，先是不规律的子宫收缩，然后才渐渐规律化。阵痛的间隔时间由 1 小时渐渐缩短为 30 分钟、20 分钟、15 分钟，最后阵痛的间歇时间约 1 分钟，此时加上腹压的辅助，不久胎儿即可诞生。

产前阵痛

1. 全身疼痛：由于胎儿挤压造成子宫收缩，从而让产妇感觉全身疼痛。

2. 拉伸的疼痛：胎儿即将出生的时候，子宫肌肉、阴道和会阴处等软产道被拉伸，产妇能够感觉组织和皮肤被拉伸的疼痛。

3. 压迫的疼痛：骨盆的神经被胎儿的头压迫着，因此造成腰、臀部、脚后跟的疼痛。

温馨小屋：宝宝快出生的阵痛信号

一般宫缩的时候，产妇会觉得整个肚子是绷紧的，有的产妇肚子会痛，有的则是肚子不痛，但是腰会很酸很累，还有想大便的感觉，如果发现阵痛有规律了，就意味着宝宝快要出生了。

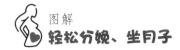

分娩中的呼吸与用力技巧

≫ 巧妙运用腹压可减轻阵痛

当产妇的子宫口完全打开后，如果伴随着阵痛，有意识地加大腹压，就可以减轻阵痛。

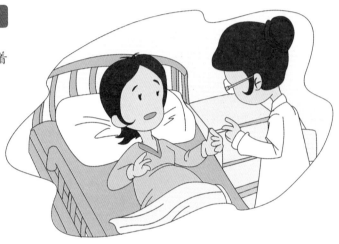

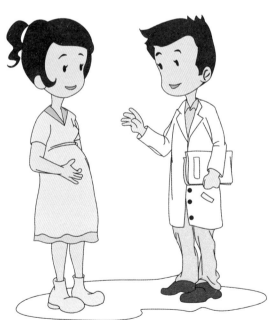

≪ 运用腹压时怎样用力

产妇可咨询医生了解腹压的运用方法。在正确运用腹压时，可以仰卧在床上，双手抱住枕头，当宫缩的疼痛感非常强烈时，运用腹压，使劲向肛门的方向用力，不能继续憋气时，吐气，然后再吸气、用力、吐气。

你不知道的小秘密

对顺产的产妇来说，分娩的阵痛不可避免，但正确的呼吸方法可以帮助产妇在分娩过程中集中精力，正确地用力，保证分娩的顺利进行。不同的产程需要调整不同的呼吸方式，用力也要有所讲究。

第一产程的呼吸与用力技巧

以深呼吸为主。产妇一感觉到宫缩时，就开始吸气，并放松双肩，做缓慢而深长的呼吸。

千万不要屏气。屏气或者浅快的呼吸都会引起周身的紧张，减少母体和胎儿的供氧量，导致能量供应的下降，以及疼痛感、恐惧感的加剧。

避免呼吸急促。呼吸过于急促会导致产妇身体虚弱，引起恐惧感、头重脚轻和嘴唇麻木感。如果发生这种状况，产妇可以通过减慢呼吸来缓解症状。

不要提前用力。第一产程时，产妇最好保持稳定的呼吸，因为宫颈还没有完全打开，所以此时不能用力。

第二产程的呼吸与用力技巧

呼吸配合用力。产妇此时会本能地做深长呼吸，并努力向下使劲。用力时要屏住呼吸，每次屏气用力的时间为 15 ~ 25 秒，然后把气体呼出，再吸气、屏气、使劲，如此反复。

胎儿娩出前不宜用力过度。在胎儿快要娩出前，产妇最好做浅快的呼吸，或者用喘气代替深长呼吸，这样有利于子宫的收缩，防止产妇用力过度而使会阴部撕伤。

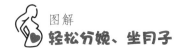

 出现产兆再入院

各方面情况都正常的孕妈妈，没有必要提前入院，在出现产兆之后再入院即可。

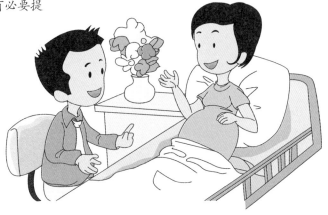

应何时入院

见红后并不一定马上去医院，此时可以做一些入院前的准备工作；如果是足月破水，那么需要立即去医院，等待自然临产；阵痛不必太慌张，可以在家先观察阵痛的间隔时间和强度；如果有便意感但没有真正的大便需要排出，还伴有见红或者规律宫缩等症状时，需要立即就医。

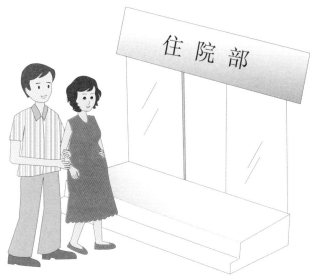

住院部

你不知道的小秘密

所谓产兆就是孕妈妈即将生产的征兆。通常情况下，大多数孕妈妈在生产之前的两周内就会感觉到胎动减少、子宫下降等现象。

过预产期仍没有出现产兆的危害

通常怀孕超过 42 周以上就会被视为过期妊娠，此后，胎盘会逐渐出现明显钙化、老化，胎盘功能降低，可能无法供应胎儿所需的养分，胎儿会出现缺氧、解胎便等情形，由此羊水会逐渐变成绿色的便水，使胎儿感染的概率大增。

产兆的表现

子宫的收缩反复加强，最后子宫颈口在压力下开始张开，因而羊膜下方会自子宫颈口附近的肌壁剥离，以至于出血，并与黏液共同流出体外，此谓产兆。若量少则呈粉红色，量多则呈红色，若时间已久则变为褐色。

产兆往往不只出现一次，有时即使有产兆出现，但隔两三天仍无阵痛发生，或者阵痛发生后才出现产兆。无论如何，血液和黏液的排出都将随着产程的进展而增加。

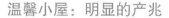

温馨小屋：明显的产兆

腰酸背痛、频繁宫缩和出血是明显的产兆，如果宫缩频率达到每10～15分钟就出现一次，很可能是即将分娩的征兆。

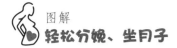

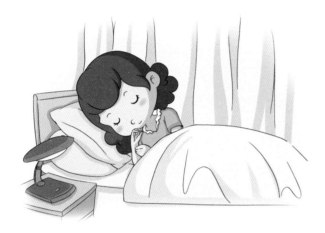

》 破水后要马上去医院检查

孕妈妈破水后，应到医院检查，否则很容易引起细菌感染，或者是发生脐带掉入阴道内（脐带脱垂）的情况，导致胎儿死亡。

《 破水了，孕妈妈切莫走动

破水之后，应该立即躺在床上，切莫多走动，同时联系医院。因为走动会加剧羊水流出的量，从而导致分娩前羊水过少，很可能造成胎儿缺氧。

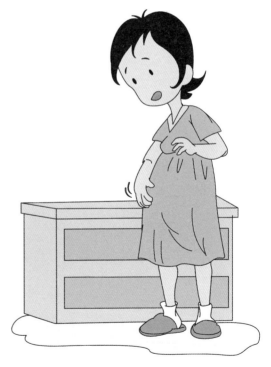

你不知道的小秘密

临产期间，包绕在胎儿周围的羊膜囊往往会在一定时间内破裂，囊内的羊水自产道流出，这就是通常我们说的破水。通常产妇会在破水后24小时内分娩，因为一旦破水就导致了前列腺素的释放，这种激素可以促进宫缩，从而将胎儿娩出。

羊水变色问题

破水时，如果羊水的颜色呈现黄色、绿色或是棕色，这就是羊水变色。变色的羊水内含有胎儿的粪便，这是由胎儿的第一次肠蠕动所导致的。正常情况下，胎儿在出生后才会发生第一次肠蠕动，若是提前发生，那么就是胎儿窘迫的一种征兆。如果羊水变色，应立即通知医生。

温馨小屋：早期破水的处理

1.孕妈妈在发现有破水迹象之后，务必要躺下休息，不能再起来活动。为了避免羊水流出过多和脐带脱垂，应该用垫子将后臀部垫高一些，同时与医生联系。

2.孕妈妈发现破水后不要洗澡，更不要在阴道里放置任何东西（不要做盆腔内检）。

3.如果阴道排出棕色或绿色柏油样物质（胎粪），要告诉医生，因为这是胎儿肠腔被挤压造成的结果，通常意味着胎儿受压或发生危险。

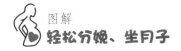
分娩经验谈

学习分娩呼吸法

在第一产程早期宫缩时，可以进行缓慢的呼气；在第一产程后期宫缩时，可以进行短促的呼吸，然后再深呼气放松全身；在第二产程宫缩时，深吸一口气，然后憋住，将气下压，若宫缩还很明显，再进行一次。

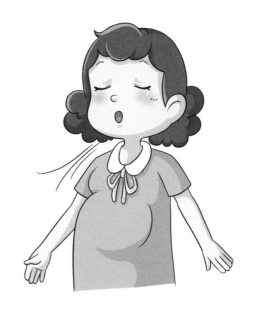

分 娩 计 划

提早制定分娩计划

通常情况下，制定了分娩计划会让夫妻双方不管是身体上还是心理上都处于有准备的状态，自然分娩的成功率也很高。

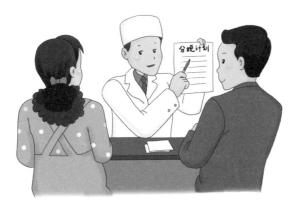

◆分娩的过程确实很痛苦，但作为母亲一定要坚强，掌握用长劲的技巧。当时医生就告诉我，很多人都在为你担心，但都帮不上你，现在除了你自己谁也帮不了你，一定要用力，一次不行，两次、三次，不可泄气。我是很坚强的，可在痛苦的折磨下还是不堪一击，后来我丈夫便进产房陪着我，总算自然顺产了。

◆有很多产妇对呼气与吸气总是掌握不好，我也是。但我通过吹气球很快掌握了彻底呼气与深呼吸的方法。一开始我吹一口，气球只大一点，后来一口气就可以把气球吹得很大了。这样，在分娩时，我在医生的指导下很顺利地生下了宝宝。

◆分娩中，为了让疼痛略微减轻些，可以通过想象各种增长自己信心和快乐的场景。我当时就一边感觉着宝宝，一边想象着宝宝是多么想快点出来；看着墙上的风景画，我就去想等宝宝长大后就带他（她）去公园玩耍。这样转移了我的部分注意力，减轻了自己的恐惧和疼痛。

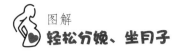

★专家提醒★

◆很多人都说屁股大的女人，生孩子更容易，事实上，好不好生要看骨盆内的宽度及斜度。骨盆的出口比较宽，分娩时就容易些，而这些是不能够从外观上完全看出来的，屁股比较大或下半身比较胖的女性，有些并不是骨盆宽，而是身体的脂肪比较多，这也是造成妊娠高血压、难产、胎儿体重过重的原因之一。

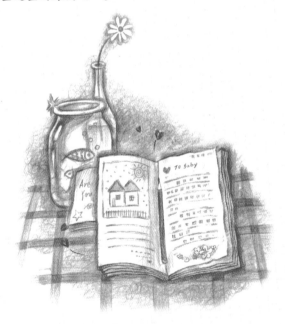

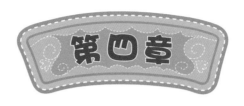

▶ 分娩前后需要补充的食物 ◀

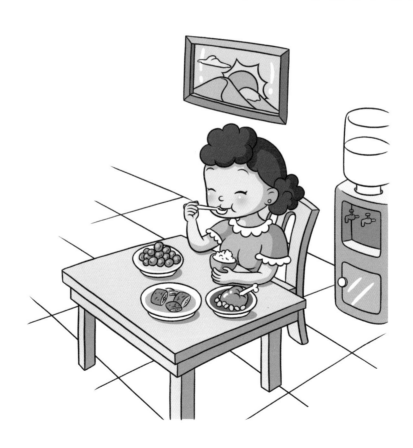

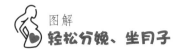
分娩前可以选择的食物

≫ 分娩前可以适量吃些香蕉

　　香蕉有通肠润便的功效，孕妈妈在分娩前大多会便秘，那么适量吃一些香蕉可以缓解这种症状。

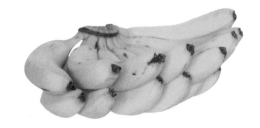

≫ 输入葡萄糖和维生素补充能量

　　如果孕妈妈因宫缩阵痛，无法进食，体力消耗又过大，无力分娩，建议可以通过静脉输入葡萄糖、维生素来补充能量。

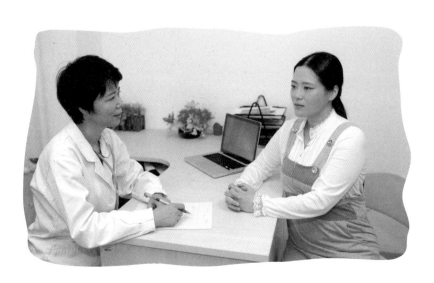

你不知道的小秘密

分娩前，由于宫缩阵痛，有的孕妈妈无法安静地休息，而且又吃不下东西，甚至连水也喝不下，这是绝对不行的。这样容易造成脱水，引起全身循环血容量不足，从而减少供给胎盘的血量，引起胎儿在宫内缺氧。而且，分娩相当于一次重体力劳动，孕妈妈必须有足够的能量供给，才能具有良好的子宫收缩力和体力将宝宝娩出。

孕妈妈分娩前宜适量吃些以下高热量的食物：

蛋糕：蛋糕含糖量高，能迅速释放能量，且易于消化。

巧克力：据研究，每 100 克巧克力中含碳水化合物 50 克，且吸收利用的速度非常快。且巧克力中蛋白质、维生素、铁、钙等营养含量也很丰富。

粥、米汤：这些食物能量高，易消化，食用起来也方便。

临产期可选择的食物

进入临产期，宝宝随时可能到来。这时孕妈妈需要做好分娩的准备。在饮食上，适量吃一些有助产功效的食物，能帮助分娩更顺利进行。

1. 有滑胎作用的蔬菜：如空心菜、紫苋菜等，临产前食用，可催生助产。可将空心菜或紫苋菜与糙米同煮成粥食用。

2. 动物血：富含钙、铁、钾、铜等矿物质，具有造血功能。猪血还具有解毒和滑肠作用，有助于分娩。

3. 富含锌的食物：适量食用牡蛎、蛤蜊、金针菇等，对分娩也有帮助。

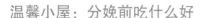

温馨小屋：分娩前吃什么好

分娩前的饮食应该以富含糖分、蛋白质、维生素，易消化、少渣、可口的食物为主。可以根据孕妈妈自己的喜好，选择蛋糕、面汤、稀饭、肉粥、藕粉、点心、牛奶、巧克力等多种食物。身体需要的水分则可以通过果汁、糖水、白开水补充。

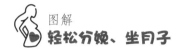
分娩前的食谱推荐

 莲藕干贝排骨汤

此汤是分娩前的最佳饮食，可以帮助改善体质，增进产力。

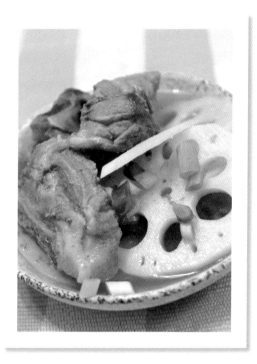

 猪肝菠菜粥

此粥具有生血养血，润燥滑肠的作用。

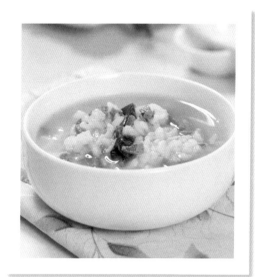

你不知道的小秘密

分娩即将到来，此时此刻，产妇难免有些紧张，非常急切想要知道吃哪些食物有助于生产，下面的食谱就适合产妇在临产前食用。

莲藕干贝排骨汤

原料：莲藕 200 克，排骨 500 克，干贝 250 克。

调料：盐适量。

做法：

1. 提前一晚将干贝用水浸泡，浸泡的水留着备用。

2. 莲藕洗净，削皮、切片；排骨汆烫，捞出洗净沥干。

3. 将所有食材放进砂锅里，加水（含浸泡干贝的水，没过所有食材）及少许盐，开大火煮开后，改用小火炖 2 小时即可食用。

菠菜猪肝粥

原料：大米 75 克，菠菜 100 克，熟猪肝 50 克，盐、胡椒粉各适量。

做法：

1. 大米提前浸泡 30 分钟，熟猪肝切小丁备用，菠菜用热水焯一下，捞出切丁备用。

2. 大米加水开大火煮，煮开后转小火炖煮 30 分钟。

3. 米粥煮好后放入切好的猪肝丁，搅拌均匀，盖上盖煮 10 分钟。

4. 撒入菠菜丁、盐和胡椒粉，稍微煮一两分钟后即可出锅。

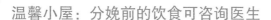

温馨小屋：分娩前的饮食可咨询医生

顺利分娩的关键是精神放松，不用刻意在意食物，也可以遵循医生、助产士的指导，最好不要自作主张。

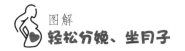

分娩时要注意食物的补充

 吃含锌食物利于分娩

含锌最为丰富的食物为海产品。锌可增强子宫有关酶的活性，促进子宫肌收缩，有利于胎儿娩出。

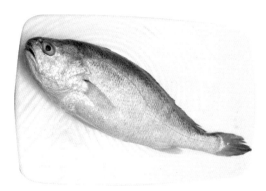

 选择快速补充能量的食物

牛奶和鸡蛋，既能提供营养，食用起来又方便，建议在分娩时按照自己的实际情况，适量补充一些。

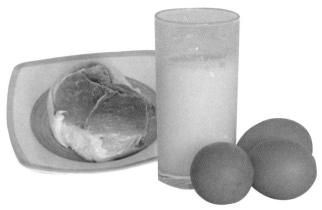

你不知道的小秘密

研究表明，初产妇的正常产程一般需要12～16个小时，临产后正常子宫每3～5分钟收缩1次，总共需要消耗6200千卡的热量，相当于爬上200多级楼梯或者是跑完1万米，所以在分娩过程中应该适当补充食物，以便保持充分的体力。

分娩过程中到底怎么吃

1.少吃多餐。产妇在分娩前胃肠道分泌消化液的能力开始下降，肠蠕动功能也减弱，吃进的食物从胃排到肠里的时间也由平时的4小时增加至6小时左右，很容易存食。此时产妇应该少吃多餐，以便更好地吸收食物中的营养。

2.选择一些能量高、少渣的食物。在生产过程中，时间紧迫，没有充足的时间用来吃东西，那么能量高、少渣的食物就是很好的选择。它们不但可以迅速补充能量，而且方便食用。比如，巧克力、鸡蛋、牛奶等。

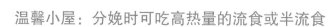

温馨小屋：分娩时可吃高热量的流食或半流食

产妇分娩时可吃一些高热量的流食或者是半流食。选择这些食物还有一个好处，就是一旦不能自然分娩，改成剖宫产手术的话，吃流食不至于因呕吐、恶心等原因而引起窒息。

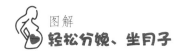

分娩时及分娩后的饮食要点

>> 分娩时的饮食最好遵从医生的建议

分娩时，产妇不要以为多吃、吃什么都可以。因为有些食物可能对生产不利，最好听一下医生的建议。因为一旦吃的食物不合适，造成腹泻，就会影响正常的分娩进程。

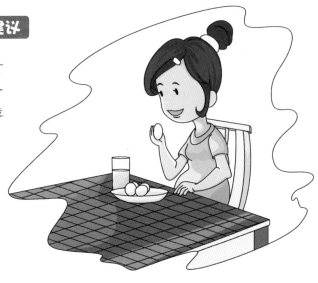

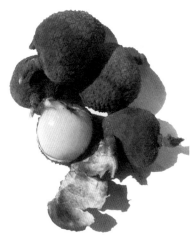

↖ 分娩时不该吃的食物

分娩时一定要注意饮食，有的食物可能引起胃痛、头痛等不适反应。在分娩期间不要吃过于热性、活血的食物，这些可能引起出血量的增加，比如，山楂、黑木耳、荔枝干、羊肉、狗肉、红花、当归、红参等。

你不知道的小秘密

在分娩过程中，因为产妇在每个产程的状态都不一样，所以，在此期间的饮食也应该与每个产程的特点相符，这样才不会对分娩造成影响。

不同产程的饮食原则

1.第一产程：时间较长，产妇睡眠、休息、饮食都会因为阵痛而受到影响，为了确保有足够的精力完成分娩，产妇应尽量进食。食物以半流质或软烂的食物为主，比如，鸡蛋挂面、蛋糕、面包、粥等。

2.第二产程：子宫收缩频繁，疼痛加剧，消耗增加，此时产妇应该在宫缩间歇摄入一些果汁、藕粉、红糖水等流质食物，以补充体力，帮助胎儿娩出。

温馨小屋：刚刚分娩完的饮食安排

正常分娩之后，新妈妈需要休息一下，第一餐，可以适量进食比较热、易消化的半流质食物。比如，红糖水、藕粉、蒸蛋羹、蛋花汤、荷包蛋等。第二餐，可以开始正常饮食。有一些产妇在分娩的头两天会感到疲劳无力，或者是肠胃功能较差，应先食用清淡、稀软、易消化的食物，比如，糕点、面片、挂面、馄饨、粥等，然后再正常进食。

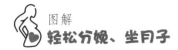

图解
轻松分娩、坐月子

分娩经验谈

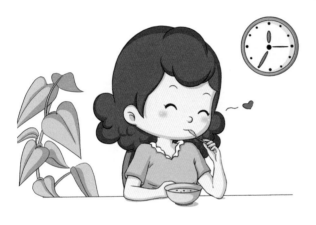

产妇临产小食谱

空心菜糙米粥：将50克糙米洗好后放入锅中，加适量清水，粥快熟时，加入50克切碎的空心菜，放适量盐，继续煮成粥。此粥有清热、凉血、利尿和助产的功效，非常适合产妇在临产前食用。

分娩期间不宜吃凉的食物

产妇在分娩期间不要吃冰凉的食物，比如，冰激凌、冰棍等；还有性味生冷食物也不宜进食，比如，西瓜、苦瓜等。

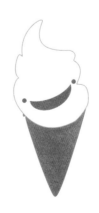

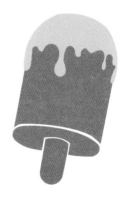

◆在分娩刚开始的时候，在助产士的建议下我吃了些巧克力，所以我一直没有觉得身体很虚弱，心理也就逐渐安静下来，最后顺利生了一个可爱的小公主。

◆记得我分娩的时候，是在午饭之后，可能是由于吃了很多高能量的食物，我一直觉得自己身上充满了力量，就连产科大夫都说我状态很好。

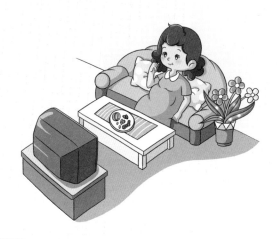

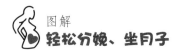

★专家提醒★

◆分娩真的是一项重体力活，产妇的身体、精神此时都经历着巨大的能量消耗。事实上，分娩时的饮食是非常重要的，饮食安排得当，除了可以补充身体的需要之外，还可以增加产力，促进产程的发展，让产妇顺利分娩。

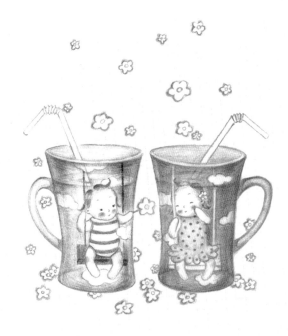

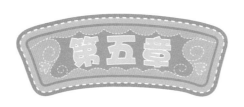

▶ 放松身心，轻松面对分娩时刻 ◀

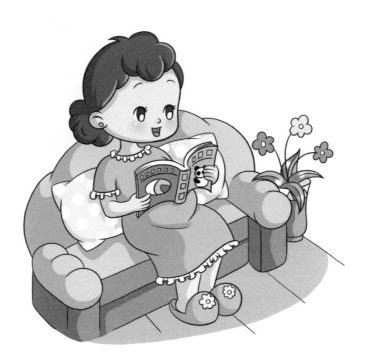

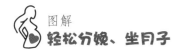

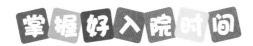

掌握好入院时间

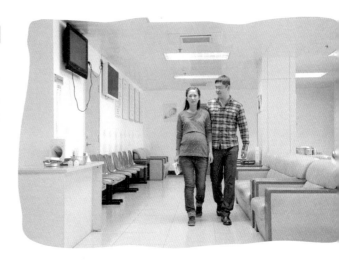

≫ 过早入院易感染疾病

有的孕妈妈离预产期还很早，就提早入院，这种做法是不值得提倡的。医院中的病人很多，孕妈妈过早入院，会增加受到病菌危害的概率。

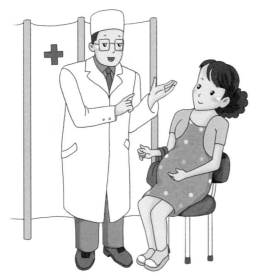

《 哪些孕妈妈需要提前住院待产

一般情况下在预产期前 1~2 天住院即可，但是对于多胎妊娠、母胎患有疾病、妊娠中发生病理变化、曾有不良分娩史的孕妈妈则需要提前住院。

你不知道的小秘密

入院太早，时间过长不能生产，会造成孕妈妈精神紧张和疲劳，往往引起滞产；如果入院太晚，则很容易产生意外，危及母婴生命。一般出现了分娩征兆再入院比较合适。

身体正常的孕妈妈不需要提前入院

一般妊娠 41 周以前，没有产兆、无妊娠并发症、无剖宫产指征、无特殊不适的孕妈妈，没有必要提前住院。

出现以下情况要紧急入院

1. 破水：先让孕妈妈躺下，尽量减少站立，立即赶往医院。

2. 规律宫缩：10 ～ 15 分钟 1 次，并逐渐加快。

3. 异常腹痛及出血：腹部呈持续性疼痛，阴道出血量和月经类似。

4. 出现严重水肿或者体重增加过快，伴随有头痛、头晕、眼花、视物不清、咳嗽、恶心、呕吐等自觉症状。

5. 异常胎动：12 小时胎动 < 20 次，或每小时胎动 < 3 次，或者是胎动消失。

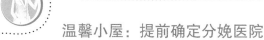

温馨小屋：提前确定分娩医院

为了保证在分娩的时候以最快的速度入院，孕妈妈和家属应该事先选择一家条件比较好、离家较近的医院，了解一下分娩时需要到医院办理的手续等情况。

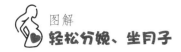

孕妈妈需提前了解分娩知识

>> **准爸爸给孕妈妈讲笑话**

当孕妈妈正在为分娩之事紧张不已时，准爸爸可以抱着孕妈妈，给孕妈妈力量，再给她讲一些小笑话，缓解她的紧张情绪。

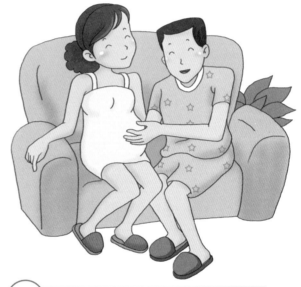

<< **不用担心无法顺利分娩**

在分娩前，孕妈妈可能担心自然分娩出现阻碍，从而危及自己和胎儿的生命，这一担心完全没有必要，因为在自然分娩不能顺利进行时，医生会及时采取剖宫产手术，保证母婴安全，而这项手术技术目前已经非常成熟。

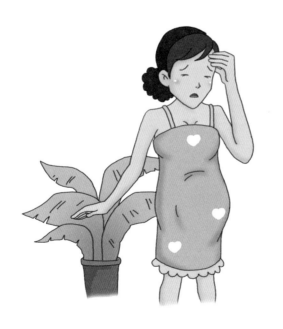

你不知道的小秘密

许多孕妈妈对于分娩的经过事先缺乏了解，也弄不明白这么大的一个婴儿是怎么生下来的。再加上一些过来人或者读物夸大其词地形容分娩是如何痛苦，这就更加深了孕妈妈对分娩的恐惧，因此，孕妈妈应该提前了解相关的孕产知识，正确对待分娩。

提倡自然分娩

分娩是一种自然的生理现象，通常孕妈妈进入预产期前两三周时，腿部、臀部的韧带已经拉开，骨盆也完全放松，已为自然分娩做好了充分的准备。另外，只要产妇分娩时保持良好的心态，消除恐惧、焦虑情绪，体力充沛，就能顺利分娩。

精神越紧张，感觉越痛苦

分娩时，宝宝是从狭窄的产道中出来的，如果此时产妇心情平和，肌肉和骨盆就会放松，宝宝自然可以顺利产出，产程也相对较短。可是如果产妇精神极度紧张，心理负担很重，肌肉就会绷得很紧，产道不容易撑开，宝宝就无法顺利出来，不但会加重疼痛，还易造成难产、滞产，甚至产后大出血。

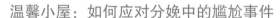

温馨小屋：如何应对分娩中的尴尬事件

很多产妇都会担心分娩过程中的尴尬事件，比如，在分娩床上放屁或者大便。其实产妇有大便感觉的话，说明宝宝就要出生了，而且这也是自然分娩的正常现象，没有必要担心和感到不好意思。

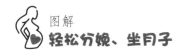
如何才能安全分娩

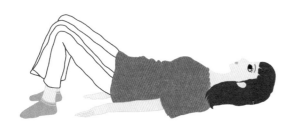

分娩前的会阴肌肉运动

孕妈妈仰卧在床上，双腿弯曲，分开一些，收紧会阴肌肉，保持几秒钟，然后放松，重复进行10次左右即可。分娩前几天经常做此运动，可增加会阴部肌肉的弹性，利于分娩和产后会阴部的恢复。

如何应对临产前精神紧张

在分娩时，产妇应避免精神过度紧张，因为当处于高度紧张时，产妇全身的肌肉处于紧缩状态，不利于软产道的扩张和产力的发挥，这样会加重产妇的痛苦，也会延长产程。

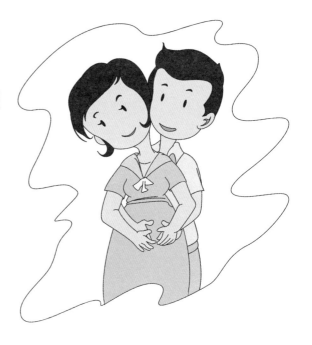

你不知道的小秘密

安全分娩的因素包括生理上和心理上的准备、分娩地点的选择、如何制定分娩计划、分娩方式的选择等。所以孕妈妈一定要在分娩前，有充分的心理准备，必要时与医生共同商议，制定一个合理的分娩计划。

安全分娩需要注意的问题

1. 不要太过劳累。孕妈妈如果太过劳累、长期处于疲劳状态，不仅会降低机体的免疫力，还会诱发胎儿发育迟缓、胎儿发育不良、早产等危险情况的发生。

2. 适当进行运动。孕妈妈在分娩之前进行适当的体育锻炼不仅可以增强机体免疫力，还能够有效预防肥胖问题的发生，这对于胎儿的健康发育和安全分娩都是有利的。

3. 积极配合产检。孕妈妈应该积极配合产检，以便及时发现胎儿发育不良、胎位不正等问题，从而及早处理。

温馨小屋：选择适合自己的分娩方式

分娩方式选择不当，不仅会造成产程延长、分娩停滞等危险情况的发生，还会增加围产儿的死亡率，因此，孕妈妈一定要根据自己的具体情况选择最适合自己的分娩方式，这样分娩才会有安全保障。

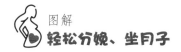
产妇如何配合接生

盲目用力的坏处

在分娩前盲目用力，会导致体力很快消耗，从而无力使胎儿正常娩出，造成胎儿长时间停留在产道，这样很有可能引起胎儿窒息。

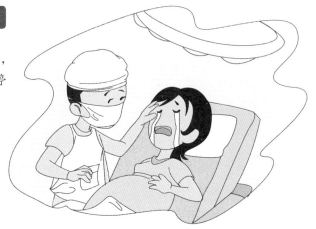

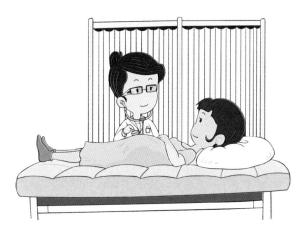

听清楚医生的要求

在分娩过程中，产妇千万不要在手术床上胡乱喊叫，要听清楚医生的要求，按照医生的指令来做，这样才能减轻产痛，并顺利分娩。

你不知道的小秘密

分娩是自然的、健康的生理过程，每个女人天生都拥有这项技能，只要在分娩时，听从医生的指导，并保持积极健康的情绪，就一定可以顺利分娩。

不同分娩阶段产妇应如何配合医生

1. 分娩的第一阶段：产妇盲目用力是徒劳的，过早用力反而会造成宫口肿胀、发紧，不容易张开。建议产妇做深慢、均匀的腹式呼吸，即每次宫缩的时候进行深吸气，同时逐渐鼓高腹部，呼气的时候缓缓下降，这样就可以减少痛楚。

2. 宫口开全后：产妇应该注意掌握每次宫缩的时间，在宫缩时做到有劲用，先吸一口气憋住，接着朝下用力。宫缩间隙，一定要休息、放松、喝点水，再准备下一次的用力。

3. 胎儿即将娩出阴道口时：医生会嘱咐产妇哈气，以免产妇用力过猛，引起会阴撕裂。

4. 胎盘娩出的时候，只需接生者稍加压即可。如果超过 30 分钟胎盘不下，医生会采取相应措施促使胎盘尽快娩出。

温馨小屋：产程中子宫收缩多长时间

产妇通常会有数小时子宫收缩，让子宫颈慢慢变短和扩张。但是，有极少数产妇子宫颈扩张速度很快，在几分钟内即可完成，而一般的产妇（特别是初产妇）经常需要几个甚至十几个小时才能够完成宫口的开张。这种从分娩到分娩结束在3小时内的情况，就是急产。

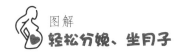

选择适合自己的分娩姿势（一）

 认识主动分娩

　　产妇分娩不是躺在床上，而是不停地走动，这种方式也就是主动分娩。在这种分娩方式中，产妇会感到更容易控制自己；宫缩更有力；疼痛相对减轻；产程会缩短。

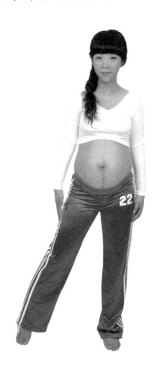

 主动分娩的两个产程

　　第一产程中可以用缓慢地深呼吸、轻柔地摇摆和慢慢地走动来配合宫缩的节律。这样可以避免长期一种姿势的不适感。

　　第二产程的活动采取蹲、跪或半蹲、半跪等体位。

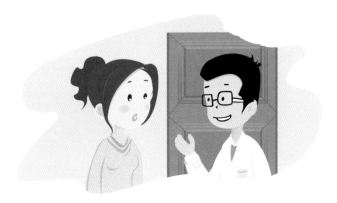

你不知道的小秘密

　　胎儿在分娩的过程中，经过产道的时候，需要根据产妇骨盆的形状进行旋转，调换适合的角度。因此，产妇的分娩姿势将会直接影响到胎儿娩出是否顺利。

仰卧式（目前多采用此种分娩姿势）

　　方式：产妇平躺在床上，两腿张开抬高。

　　优点：对产科的处理（如真空吸引）及新生儿处理非常方便。

　　缺点：增大的子宫会压迫到静脉，让流回心脏的血量减少，易诱发胎儿窘迫和产后出血增多；使骨盆的可塑性受到限制，增加难产的机会；胎儿的重力失去原有的作用，导致产程延长。

侧躺式

　　方式：侧向躺着，蜷缩背部，准爸爸可以帮助产妇把一只脚抬起。

　　优点：可以让阴道放松，减少静脉受压，以防止仰卧可能引发的胎儿窘迫和产后出血增多。

　　缺点：医护人员操作起来比较不方便。

前倾跪式

　　方式：产妇采用跪姿，将手放在床上或者支撑物上，两腿分开。

　　优点：可以减少阴道撕裂或者进行会阴切开术的概率；有助于臀位的胎儿顺利分娩。

　　缺点：膝盖所承受的重力较大，时间太长产妇会受不了。

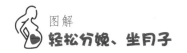
选择适合自己的分娩姿势（二）

>> 根据医生的建议来选择分娩姿势

　　分娩姿势有很多种，产妇不要强迫自己使用哪种分娩姿势，而应该根据医生的建议，配合医生，这样才能够做到安全分娩。

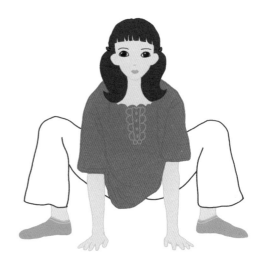

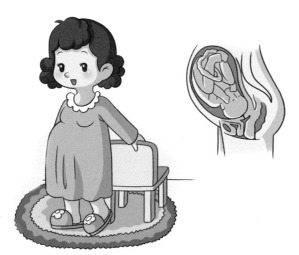

《 直立式分娩法

　　分娩时产妇的上身躯干垂直于地面称为直立式分娩，包括站立式、坐式、蹲式和跪式四种分娩姿势。采用直立姿势时，子宫收缩，重力和产妇用力方向重合，从而有利于缩短分娩过程。

蹲坐式

方式：采用这种方式的产妇可以凭借支撑，或蹲或坐。

优点：上半身直立，由于重力的关系，有效地缩短第二产程；有利于分娩旋转的顺利进行，胎儿重力与产道方向保持了一致，宫缩时可以让胎儿头部在产道中顺利地旋转；改善胎儿的血液循环，减轻胎儿在分娩过程中的缺氧问题。

缺点：产妇久坐可能出现会阴部水肿；有急产倾向及产程较快的产妇不宜采用。

站立式

方式：产妇采用站立姿势，手扶或倚靠支持物的分娩姿势。

优点：据有关专家分析指出，在站立式分娩时，产妇能分泌更多的内啡肽，这种物质是一种天然的镇痛和抗休克物质，能减轻产妇痛苦，缩短产程。既可减少胎儿窒息，也可减少产妇产后大出血，降低难产和剖宫产的概率。

缺点：这种站立式的分娩方式目前还未普及，缺少操作经验丰富的医生和助产士。而且对于难产和产程较快的产妇来说是不适用的。

温馨小屋：产妇可自由选择分娩姿势

实际上，很多分娩姿势都是可行的，但是目前国内的医院多采用仰卧位的姿势，因为这样最有利于保护产妇的会阴括约肌。而在国外医疗条件相对比较好的情况下，产妇是可以自由选择分娩姿势的。

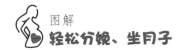
分娩时不宜大声喊叫

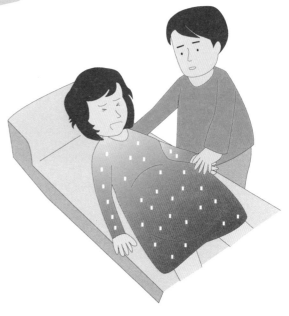

>> 分娩时试着转移疼痛注意力

分娩阵痛让产妇感到很痛苦，如果分娩时准爸爸在身边陪护的话，可以给产妇说一些鼓励的话，以此转移一下产妇的注意力，这样痛苦感就相对减轻一点。

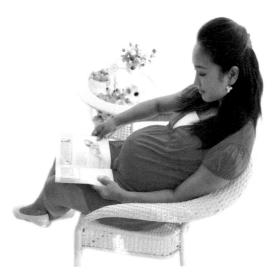

<< 了解分娩知识，正视自然分娩

在平时，产妇应该丰富自己的分娩知识，真正明白宫缩痛是怎样产生的，了解怎样减轻宫缩痛，正视自然分娩，这样才能情绪稳定，顺利分娩。

你不知道的小秘密

有一些产妇在分娩阵痛的时候就开始大喊大叫，认为自己多喊一喊，感觉会舒适一些。其实，分娩的时候大声喊叫是不利于分娩的，喊叫不仅会消耗体力，还会让肠管胀气，非常不利于产妇宫口的扩张和胎儿下降。

分娩时应该如何做

1. 深呼吸：在子宫收缩的时候，先用鼻子深深地吸一口气，之后再慢慢用口呼出。每分钟做 10 次，宫缩间歇的时候暂停，下一次宫缩的时候重复上述动作。

2. 按摩：深呼吸的同时，配合按摩效果会更好。吸气的时候，两手从两侧下腹部向腹中央轻轻按摩；呼气的时候，从腹中央向两侧按摩。每分钟按摩次数要与呼吸的次数相同，也可以用手轻轻按摩不舒服的地方，比如，腰部、耻骨联合处。

3. 压迫止痛：在深呼吸的同时，用拳头压迫腰部或者是耻骨联合处。

温馨小屋：宫缩间隙要抓紧时间休息

产妇要对分娩有正确的认识，除了消除精神紧张，抓紧宫缩间歇休息之外，还应该按时进食、喝水，让身体保持足够的体力。因为这样不仅可以促进分娩，还能够大大增强对疼痛的耐受力。

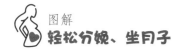
自然分娩与剖宫产

》 哪些产妇需要剖宫产

产道过于狭窄；胎儿在宫内缺氧；胎位严重不正；双胞胎或者多胞胎；胎儿过大；高龄产妇。

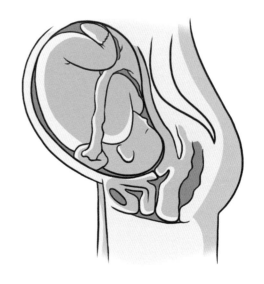

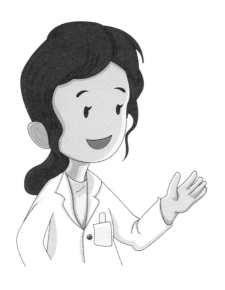

《 必须实施剖宫产手术时

自然分娩是首选的分娩方式，但是由于分娩过程中实际情况不同，有时必须实行剖宫产手术，这时产妇及家属要积极配合，从而保证母婴的安全。

你不知道的小秘密

对于产妇来说，分娩既是一种企盼，也是一种恐惧。她必须面临着一种抉择，要么自然生产，要么剖宫产。到底选择什么样的分娩方式，先来了解两种分娩方式的优缺点。

自然分娩的优缺点

自然分娩，又称阴道分娩，是一种正常的生理过程，大多数产妇都是可以通过阴道分娩的。

优点：新生儿可受到产妇宫缩时的挤压，这会使他经受短暂的缺氧状态，让新生儿的肺部得到锻炼，出生后不易患呼吸系统疾病；产道的压缩和挤压，可以将胎儿肺中的羊水挤出，减少了新生儿窒息和肺炎的发生概率；胎儿经产道时头部受到挤压，使胎儿的头部充血，为胎儿出生后适应环境做好了准备；产妇的创伤小，恢复快，初乳来得早。

缺点：产前阵痛，但可以通过无痛分娩减轻产痛；虽然是最自然且安全的生产方式，但也存在一定的危险性；可能会出现并发症。

剖宫产的优缺点

剖宫产是在产妇不能自然分娩时而采取的安全娩出胎儿的医疗措施。

优点：能够避免自然分娩中的突发危险状况；如果在子宫收缩还没开始时就实施手术，能够免除产妇的阵痛。

缺点：进行剖宫产手术后对再孕、再育等会有条件限制；剖宫产手术也容易出现并发症，如，伤口感染、损伤、出血等；在剖宫产手术时，胎儿可能会吸进羊水，造成新生儿肺部疾病，甚至窒息。

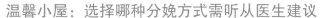

温馨小屋：选择哪种分娩方式需听从医生建议

选择自然生产还是剖宫产，一般在孕37周左右，医生会根据产妇的身体条件和胎儿在宫内的情况给出适合的分娩方案。医生的意见可能会不符合孕妈妈的分娩意愿，这时最好听从医生建议，避免不必要的风险。

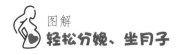
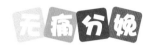

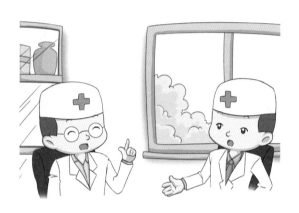

无痛分娩也会痛

无痛分娩在很大程度上减轻了产妇在分娩时的痛苦，但是无痛并不是一点痛没有，只是将难以忍受的宫缩痛变成可以忍受而已，所以产妇要做好一定的思想准备。

无痛分娩操作起来方便、见效快

无痛分娩，给药方便，起效快，作用可靠，能够满足整个产程的需要。

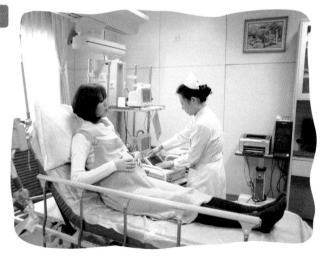

你不知道的小秘密

通常所说的无痛分娩是指药物性无痛分娩，是通过使用麻醉药或镇痛药的方式来达到镇痛效果。现如今，越来越多的产妇害怕疼痛，希望选择无痛分娩的方式，但是无痛分娩也不一定适合所有的产妇，在选择无痛分娩之前，一定要进行产前检查，听取医生的意见。

无痛分娩的特点

1. 技术成熟：无痛分娩虽然在我国应用并不广泛，但是在国外已经得到了普遍的应用，产妇是可以放心实行无痛分娩的。

2. 安全：无痛分娩常用的是硬膜外麻醉，医生在产妇的腰部硬膜外腔放置药管，药管当中的麻醉药浓度大约相当于剖宫产的1/5或更少，这是非常安全的。

3. 有效：必要的时候可满足手术的需要，缩短产程，降低剖宫产率及产后出血率，大大提高了阴道分娩率。

4. 避免运动阻滞：无痛分娩不会影响宫缩和产妇运动及产程的进展，还能够改善胎盘血流量，降低胎儿缺氧和新生儿窒息率。

温馨小屋：产妇是否适合无痛分娩

绝大多数的产妇都适合无痛分娩，但是，如果有妊娠合并心脏病、药物过敏、腰部有外伤史的产妇要先向医生咨询，由医生来决定是否可以进行无痛分娩。如果是阴道分娩禁忌证、麻醉禁忌证及有凝血功能异常的产妇是不能够采用此方法的。

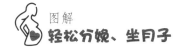
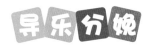
导乐分娩

》导乐的服务时间

目前，国内的导乐服务只限于分娩前两小时和产后两小时内进行，主要的服务项目就是鼓励、助产、产后教授新妈妈喂奶方法等。

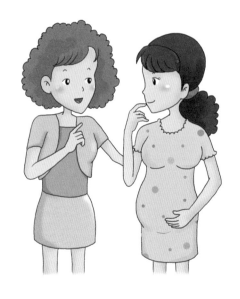

《 选择正规的导乐机构

到目前为止，国内的导乐师职业还有待规范和完善，所以，产妇在选择导乐师时一定要去正规的导乐机构。

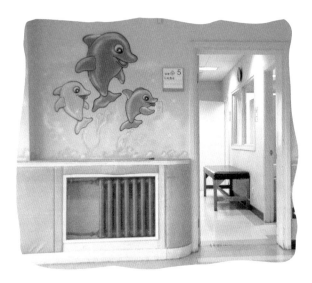

你不知道的小秘密

"导乐"是希腊语"Doula"的音译，原意为"女性照顾女性"。在产妇分娩的全过程中，有一位富有爱心、态度和蔼、善解人意、精通妇产科知识的女性全程陪护在产妇的身边，这位陪伴的女性就是"导乐"。

导乐分娩的方法

1. 谈心的方式：进行亲切的交谈，了解产妇在孕妇学校所学的有关妊娠和分娩的知识，掌握减轻分娩疼痛动作的情况；讲解产妇身体各个系统，让产妇对分娩有信心。

2. 采取各种方法让产程按正常节律进行：教会产妇如何在宫缩期间分散注意力，如何进行深呼吸、按摩、压迫以及第二产程呼吸法等；利用胎心监护的节律声音，让产妇听到胎儿有力的胎心音，增强母亲的幸福感和责任感。

3. 密切观察产程进展：让产妇了解目前产程的进展情况，及时发现产程异常，提高产妇对产痛的耐受力，让产妇保持良好的心理状态。

温馨小屋：导乐分娩可缓解产妇的不安心态

导乐分娩能够让产妇在整个分娩过程中始终保持清醒，而且可以自由运动；掌握正确的呼吸方式和用力方式，能让宫缩更协调，体力消耗降低，缓解不安的心态，有利于顺产。

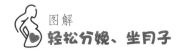
水中分娩

>> 水中分娩适合哪个年龄段的孕妈妈

适合水中分娩的产妇最佳年龄在 20 ～ 35 岁，年龄太小，心理准备不足，超过 35 岁就可以视为"高龄孕妈妈"，由于生理原因，不适合水中分娩。

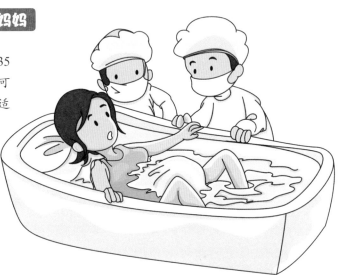

<< 身患疾病或流过产的孕妈妈不适合水中分娩

身患疾病或者有流产史的孕妈妈，以采取更稳妥的生产方式为好。如果胎儿巨大（超过 4 千克），也是不适合水中分娩的。

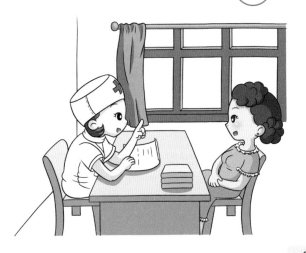

你不知道的小秘密

水中分娩简单来说就是在水里分娩，是顺产的一种生产方式。即新生儿娩出的时候完全浸没在水中。在这个过程中新生儿的头部必须是完全浸没在水中直到身体全部在水下娩出，随后立即把新生儿抱出水面。

水中分娩的好处

1. 减少产妇待产的痛苦。

2. 缩短分娩产程，降低产妇血压。由于水波不断轻轻撞击产妇身体，使子宫肌肉活性增强，分娩更顺畅容易。

3. 水体流动性可以让产妇自主选择分娩最舒服的位置。

4. 水中分娩能够让产妇紧张的心情得以放松。

5. 水的浮力可以给产妇一个积极的支持保护空间，节省产妇体力。

6. 减少药物和其他介入治疗的使用。

7. 水中分娩减少剖宫产的概率。

8. 利于新生儿适应环境。胎儿在妈妈充满羊水的子宫内长大，当他离开母体后，直接接触与羊水性质相同的水的抚慰，有利于宝宝尽快适应新环境。

温馨小屋：水中分娩的缺点

1.容易被感染：水中分娩最大的缺点就是容易被感染。在分娩过程中产生的分泌物或被污染的水，很容易给产妇和婴儿带来致命的危险。

2.费用昂贵：由于水中分娩涉及消毒设施、无菌系统、水质、温度管理等，所以水中分娩费用比较昂贵。

3.难以监测胎儿的心跳情况：在水中分娩的时候，是很难安装测量胎儿心跳和产妇子宫收缩程度的仪器的，这样就会对持续监测产妇或者胎儿的状态有难度，发生危险的时候也很难及时监测诊断出来。

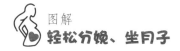

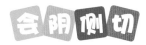

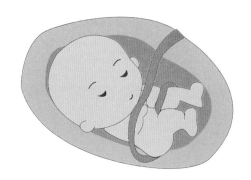

会阴侧切术可以让宝宝尽快降生

会阴侧切可以让宝宝尽快降生，以减少胎儿宫内缺氧、新生儿窒息、损伤及原有疾病恶化等情况的出现。

会阴侧切术可保护会阴、盆底肌肉

侧切手术可以有效防止产妇会阴撕裂、保护盆底肌肉，避免会阴伸展过度而失去弹性。而且，会阴侧切要比自然撕裂更容易修补和愈合。

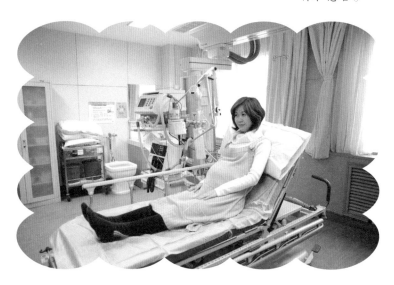

你不知道的小秘密

会阴侧切是指在宝宝出生之前，在产妇的阴道和肛门之间（会阴部位）的肌肉部分做一个切口。主要目的是为了增大阴道的开口，方便胎儿顺利娩出，同时避免会阴撕裂。

什么情况下做会阴侧切术

1. 产妇的会阴部弹性较差，阴道狭小或者是会阴部有炎症、水肿等情况时。

2. 胎儿较大、胎头位置不正或者是产妇产力不足等情况时。

3. 35 岁以上的高龄初产妇，或者是合并有心脏病、妊娠高血压综合征的产妇分娩时。

4. 当产妇的子宫颈口已经开全，胎头位置比较低，但是胎儿却出现了异常情况，如胎心过快或过慢，羊水混浊不清，甚至混有胎儿的粪便时。

5. 当产妇分娩的时候出现异常，需要实施产钳助产或者是胎头吸引器助产时。

温馨小屋：新妈妈需勤洗外阴

一般来说，经会阴侧切术的新妈妈在手术后的1~2个星期是最难熬的，拆线之前，每天应该冲洗伤口两次，大便之后也要冲洗一次，避免排泄物污染伤口。

在拆线之后，如果恶露还没有干净，必须坚持每天用温开水冲洗外阴两次。同时，也要保持大便通畅，以免伤口裂开。

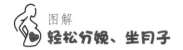
分娩经验谈

≫ 选择分娩方式

妊娠中有可能发生难产的，比如，胎位异常、胎儿巨大、多胎妊娠等，都属于高危妊娠者，这类产妇要根据医生的意见选择分娩方式。

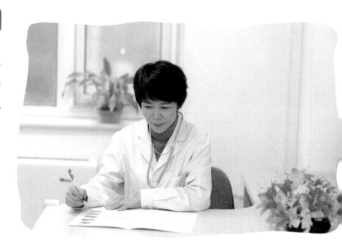

≪ 调整到自己感到舒服的姿势

有的产妇在临近分娩的时候，会觉得身体非常难受，通常要通过不断变化姿势来缓解疲惫的状态，此时准爸爸应该给予必要的协助。

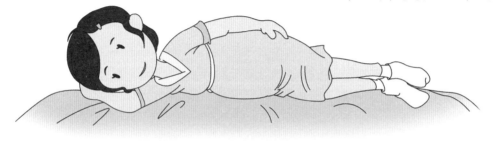

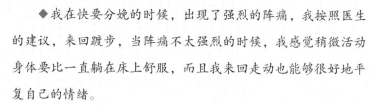

◆我在快要分娩的时候，出现了强烈的阵痛，我按照医生的建议，来回踱步，当阵痛不太强烈的时候，我感觉稍微活动身体要比一直躺在床上舒服，而且我来回走动也能够很好地平复自己的情绪。

◆有的时候，我将双臂伸直压着墙壁，让自己身体的重量压在墙壁上，由于这种姿势是站立的，所以对于胎儿的出生非常有帮助。

◆我采用了俯卧姿势，两手臂贴床面，脸侧贴床面，双膝弯曲跪着与大腿成垂直状，抬高臀部，胸部与肩部尽量贴于床垫，双腿分开与肩同宽，这样才可以避免腹壁肌肉受到压力，这种姿势还能够促进骨盆腔之间血液的循环。

◆我通过不断调整姿势，感觉阵痛没那么强烈了，分娩过程中也没有感觉特别疼痛。

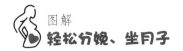
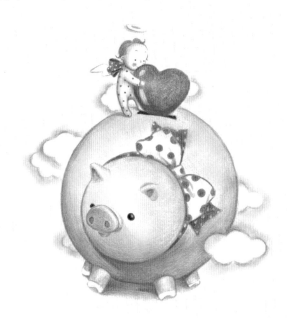

★专家提醒★

◆大多数产妇对分娩没经验、缺少常识，对宫缩、见红、破水等情况感到害怕和紧张，不知所措。其实，到底是顺产还是难产，一般取决于产力、产道和胎儿三个因素。尤其是后面的两个因素，一般产前都是可以做出判断的，如果有异常情况发生，医生肯定会提前确定进行剖宫产。所以，只要产道和胎儿无异常情况，产妇的产力正常，自然分娩的概率是很大的。产妇没有必要过于担心，一定要调整好自己的心态。

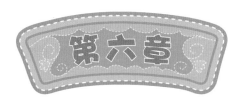

分娩过程中容易出现的问题

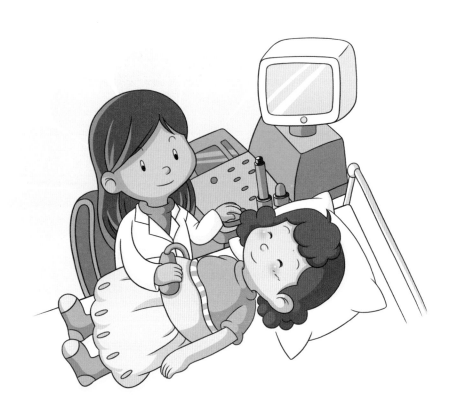

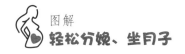
分娩过程中可能出现的意外状况

>> 如何避免羊水异常

羊水异常包括羊水过多、羊水过少、羊水感染等异常现象。当发生羊水异常时，医生会根据产妇产程进展的情况，选择最恰当的分娩方式，如子宫口已开全，可从阴道尽快地娩出胎儿，如果子宫口开得较小，就要实施剖宫产手术。

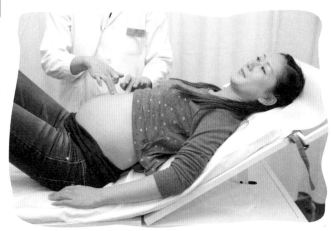

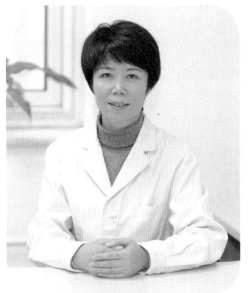

《 出现宫缩乏力怎么办

宫缩乏力是指随着产程的进展缺乏强有力的宫缩，宫缩的间隔时间也变长，导致分娩的时间变长。当遇到宫缩乏力的情况时，产妇一定要调节心情，调整呼吸，医生也会根据产妇自身的情况进行处理。

你不知道的小秘密

产妇在分娩过程中，容易出现胎膜早破、羊水异常、宫缩乏力、产程延长、胎盘早期剥离、脐带异常等问题，孕妈妈应提前了解，在发生这些情况时能够冷静下来，配合医生进行解决。

胎盘早期剥离

妊娠20周后或分娩期，正常位置的胎盘在胎儿娩出前，部分或全部从子宫壁剥离，称为胎盘早剥。一旦确诊，必须及时终止妊娠。终止妊娠的方法根据胎次、早剥的严重程度，胎儿宫内状况及宫口开大等情况而定。

产妇胎膜早破需注意

胎膜早破是指在宫缩前胎膜破裂。胎膜破裂后子宫直接接触外界，容易造成子宫内感染。一般在胎膜破裂24小时之内会出现宫缩现象，产妇这时候要保持冷静，一定要及时住院，并卧床休息。若此时胎儿的头未入骨盆，产妇需抬高臀部，防止脐带脱垂。并严密监测胎儿的情况，以防胎儿缺氧。产妇一定要积极配合医生，医生会根据母胎的情况进行处理。

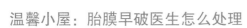

温馨小屋：胎膜早破医生怎么处理

胎膜早破发生于接近预产期，此时胎儿已经发育成熟，若没有胎位异常、脐带脱垂、骨盆狭窄等影响产程进展的问题，可以进行自然分娩。

胎膜破裂12小时后没有临产者，若无胎位不正和头盆不称，可进行引产；若不能排除产妇的感染情况，出现胎位不正等情况，应立即进行剖宫产。

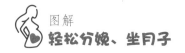
胎儿臀位怎儿办

❯❯ 胎儿臀位可能造成难产

如果在分娩时胎儿臀位依然没有调转过来，就可能会造成胎儿在产道中窒息。

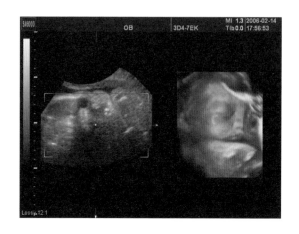

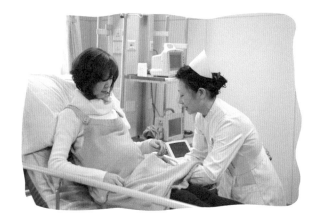

❮❮ 主动配合医生

对于出现胎儿臀位的产妇，在分娩之前医生要通过仔细的检查，对分娩方式做出初步的决定，此时产妇所要做的就是完全配合医生的检查，这样才能够最大限度地降低分娩的风险。

你不知道的小秘密

在怀孕的大部分时间里，子宫会有足够的空间让胎儿进行活动。在怀孕大约 36 周的时候，绝大多数胎儿会转变成头部朝下的姿势，这是正常分娩最安全的胎位。但是还有大约4%的胎儿在怀孕的后期不能自然地转变体位，从而出现了臀位分娩。

形成臀位的原因

1. 胎儿在宫腔内活动空间过大，比如，孕妈妈腹壁松弛、羊水过多或者胎儿较小等。

2. 胎儿在宫腔内活动受到限制，比如，孕妈妈腹壁紧张，双胎、羊水少及子宫畸形等。

3. 胎头衔接受阻，比如，骨盆狭窄、头盆不称、前置胎盘、软产道阻塞及脐带过短等。

4. 胎儿畸形，比如，脑积水、无脑儿等，都不容易以胎头衔接入盆。

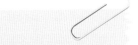

做能让胎儿调转胎位的动作

孕妈妈从 32 周左右开始，每天做两次以下动作，可有效防止胎儿臀位。在做这些动作的时候，要确保身边有人，以防出现头晕等意外情况的时候，能有人照顾。

动作一：平躺，抬起骨盆，让其比你的头高出23 ~ 30 厘米。使用枕头支起你的臀部，保持这个姿势5 ~ 15 分钟。

动作二：双膝跪在地上，双臂着地，撑在身体前方，让屁股翘起来，保持5 ~ 15 分钟。

温馨小屋：胎儿臀位能自然分娩吗

胎儿全身最大的部分是胎头，在头位分娩时胎头先出来，其他部分相继娩出。臀位的胎儿因为头在最后，要自然分娩就要让宫口充分扩张，才能使最后的胎头易于娩出，这需要有充分的具有臀助产经验的医生和助产士来完成。且臀位自然分娩的胎儿不能太大，一般在6斤左右。太大的胎儿实施臀助产的风险较大。综合考虑，胎儿臀位以采取剖宫产更为安全。

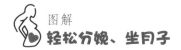

剖宫产是解决难产的一种手段

如果产妇在分娩过程中发生难产，经医生诊断经阴道分娩较困难，或对产妇和胎儿有危险，则可以实施剖宫产手术。

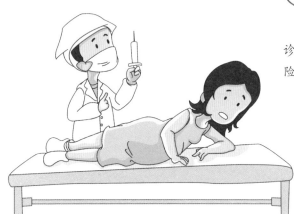

在孕期定时进行产检

孕妈妈在孕期定时进行检查，就可以有效降低出现难产的概率。

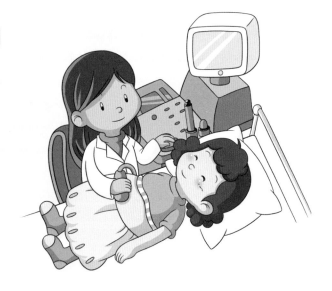

你不知道的小秘密

难产是指由于各种原因使分娩的开口期（第一阶段）和胎儿娩出期（第二阶段）的时间明显延长。难产如果处理不当，不仅会引起母体的生殖道疾病，影响到今后的再次生育机能，严重者还会危及母体及胎儿的生命。

导致难产的原因

1. 产力：产力就是指子宫收缩的力量。正常的宫缩是有规律的，当子宫收缩力不符合规律时，就有可能造成难产。

2. 产道：产道就是我们俗话所说的骨盆，它的形状与大小直接影响胎儿娩出的顺利与否。

3. 胎儿情况：如果胎儿在子宫内的位置不正常，比如，臀位、横位等，或是胎儿在宫内生长发育得过大都有可能造成难产。

4. 产妇心理：如果产妇对分娩过程中所要面临的"挑战"没有心理准备，或者是过度的恐惧也有可能造成难产。

降低难产的概率

1. 及早发现不良因素：难产的原因有的时候非常明确，比如，明显的骨盆异常和胎位异常等，因此孕妈妈一定要按时到医院进行定期产前检查，及早发现问题，以便采取对应措施。

2. 均衡营养：胎儿太大，也是导致难产的主要原因。所以，在孕期做到营养均衡，保障胎儿发育所需的营养就可以了。

3. 注重锻炼：很多孕妈妈不喜欢运动，或者是为了胎儿安全不运动，这种做法是非常不可取的。因为锻炼可以增强孕妈妈体质，更有利于生产时用力分娩。

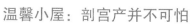

温馨小屋：剖宫产并不可怕

准妈妈能自然分娩是最好的，但如果分娩时出现产力不足、产道异常、胎儿巨大或胎位异常等难产情况时，则宜果断选择剖宫产。由于麻醉技术、输血技术的不断完善，目前剖宫产手术在我国产科已经很普及，让难产的准妈妈分娩有了安全的选择。

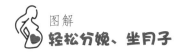
身材矮小就会难产吗

>> **骨盆和胎儿的大小都适中也可能出现难产**

有些产妇虽然骨盆大小正常，胎儿中等，但如果自己体力不足或休息不够，产力就会不足，从而延长产程，甚至导致难产。

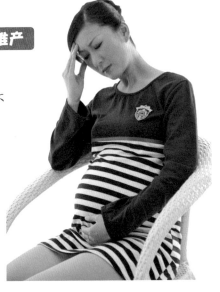

<< **提前预测是否难产**

孕妈妈在分娩前可以在医院进行检查，让医生判断出现难产的概率，若需要其他助产方法，需要孕妈妈提前入院。

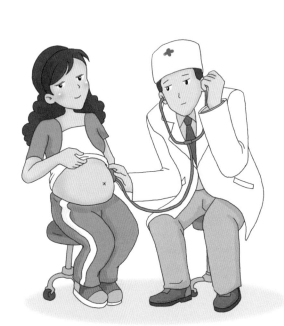

你不知道的小秘密

很多身材矮小的孕妈妈总是担心自己能否平安地分娩。其实，一个人的高矮与骨盆大小不是成正比的，只要骨盆径线长，分娩的时候一般会很顺利。但也要注意孕期避免使胎儿过大，增加分娩难度。

身材矮小的孕妈妈如何预防难产

1. 增加营养要适度，孕期千万不要营养过剩，以免胎儿体型过大，增加分娩的难度。

2. 要适当运动和做家务，以增强腹肌和其他与分娩有关的肌肉力量，利于正常的分娩。

3. 重视产前检查，特别是要测量好骨盆的形态、径线及胎儿的大小，判断胎儿能否顺利娩出。

骨盆形态与顺产的关系

胎儿能否顺利娩出还与女性骨盆的形态有关。有些身高超过 1.70 米的产妇，盆腔呈漏斗状，骨质厚、内径小，胎儿不易通过，分娩会很困难；而有些身材矮小的女性，如果臀部宽，盆腔呈桶状，骨质薄、内径大，胎儿就很容易通过。

温馨小屋：骨盆窄小的产妇也可以顺产

难产与顺产必须要综合考虑其他因素，例如，顺产的主要因素包括产力、产道（骨盆）和胎儿状况。有的孕妈妈虽然骨盆稍窄小，胎儿中等，但是子宫收缩力强，这样在医生的帮助下也是可以顺利分娩的。

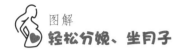
肥胖的孕妈妈容易出现难产

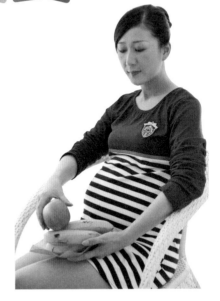

》 孕期吃水果要适量

　　水果美味又营养，非常受孕妈妈欢迎。但水果中含有大量的糖分，吃得太多容易使人发胖，造成胎儿巨大，导致分娩困难，所以，孕妈妈吃水果要适量。

《 肥胖孕妈妈要控制体重

　　为了使分娩更为顺利，身材肥胖的孕妈妈在孕期要有意控制体重，避免使自己变得更胖，胎儿成为巨大儿。可通过调整饮食结构和合理运动的方式来控制体重，注意运动要在医生的指导下进行。切不可采取节食的方式，否则会对胎儿生长发育造成影响。

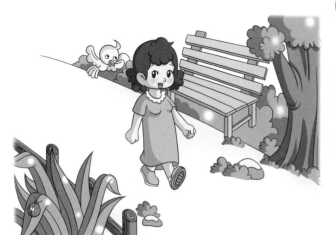

你不知道的小秘密

身材肥胖的孕妈妈会出现难产，这个说法虽然太绝对，但是，孕妈妈体重超标确实会对自己和胎儿的身体造成影响。增加了产科并发症和剖宫产的概率。所以孕妈妈一定要控制自己的体重。

肥胖就要选择剖宫产吗

许多肥胖的孕妈妈担心生产难度增加，对宝宝的安全造成影响而选择剖宫产，其实这也不是绝对的。因为肥胖孕妈妈在剖宫产后，伤口容易出现脂肪液化，很容易引起感染，更不利于伤口恢复。肥胖孕妈妈最重要的是在妊娠期控制体重，分娩前进行例行检查，在医生的建议下选择适合的生产方式。

温馨小屋：孕妈妈身体肥胖的危害

1.肥胖孕妈妈产科并发症增多：因为身体脂肪堆积，造成组织弹性减弱，在分娩的时候，容易造成宫缩无力而滞产，甚至出现大出血。

2.难产发生率高：肥胖孕妈妈大多数是因为营养过剩造成的，以至于胎儿体重也过大，难产发生率增高。

3.围产期胎儿死亡率高：一般孕妈妈体重比孕前增加6.8～7.3千克时，围产期胎儿死亡率是最低的。如果孕妈妈的体重增加超过13千克，那么围产期胎儿的死亡率比普通孕妈妈就要高出2～5倍。

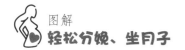
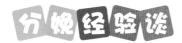

 遇突发情况更要冷静

　　分娩时很多情况可能是事先没有想到的，此时产妇也不要过于紧张，只要积极配合医生即可。

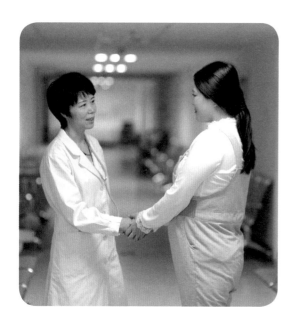

 多胞胎分娩的危险

　　多胞胎在即将分娩的时候，胎儿会处于活跃状态，他们之间会相互拥挤，容易造成胎盘紧缩和脐带缠颈，这会对胎儿的生命构成威胁，在这种情况下，就必须立即实施剖宫产。

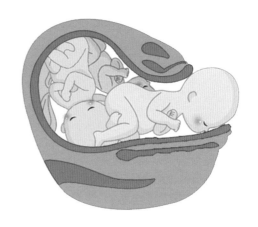

◆我属于胎膜早破的产妇，发现这种情况后，我就被要求住院，而且必须卧床休息。医生还让我抬高臀部，以防脐带脱垂。这个时候，我和我家人都担心极了，生怕胎儿会出现问题。医生此时对我进行了全面的生产指导，还让我认真感觉胎动情况，由于我很好地和医生配合，最终顺利地自然分娩。

◆我在分娩之前去医院进行例行检查，结果发现胎儿有缺氧的现象，于是医生决定立即进行剖宫产，当时我一点心理准备都没有，紧张得浑身发抖，家里人更是忙得不可开交，有人回去拿住院的东西，有人给我办理住院手续。好在最终我顺利产下了可爱的宝宝。我觉得，不管出现什么情况，只要稳定情绪，积极配合医生，是不会出现问题的。

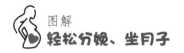

★专家提醒★

◆在分娩过程中，不确定的因素太多，有的产妇会出现胎膜早破，有的则会出现宫内感染、宫缩乏力、胎盘早期剥离、脐带异常等，但是不管出现什么情况，产妇一定要调整好自己的心态，积极配合医生，只有这样才能够让医生及时把问题处理好，保证产妇和胎儿的健康。

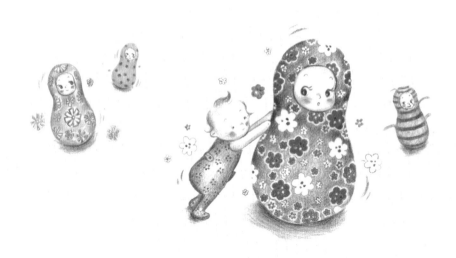

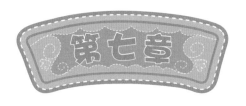

产褥期保健需要注意哪些问题

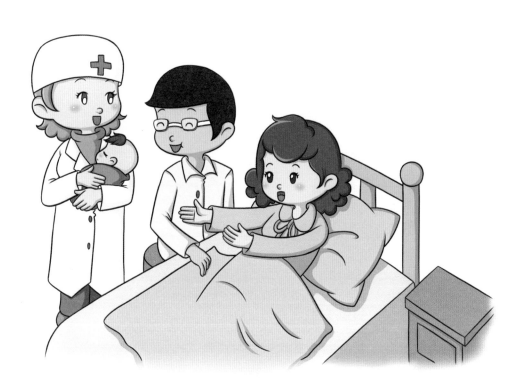

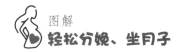

产褥期的注意事项

>> 产后第一周吃油腻食物不好

太油腻的食物会令人反胃，且不利于消化吸收。新妈妈摄入油脂过多也可能会引起乳汁成分改变，导致宝宝腹泻。

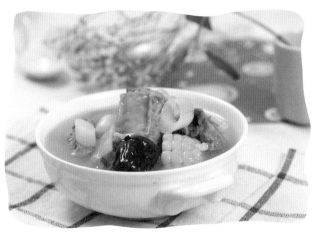

<< 催奶不可操之过急

为了让宝宝尽早喝上母乳，很多新妈妈产后都会着急催奶。但此事不可操之过急，新妈妈产后乳腺还未完全通畅，急于催乳可能会让乳房涨奶，引起疼痛。产后前三天宜吃些清淡的汤粥即可。

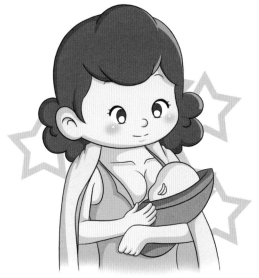

你不知道的小秘密

产褥期是指胎儿、胎盘娩出后，新妈妈的身体，尤其是生殖器官和心理方面调试复原的一段时间，需 6 ~ 8 周，也就是 42 ~ 56 天。传统的坐月子一般指产褥期的前 30 天。

坐月子的目的

新妈妈在分娩的时候由于出血多，再加上出汗、腰酸、腹痛，体力损耗严重，气血、筋骨非常虚弱，此时很容易受到风寒的侵袭，所以，必须通过一段时间调补才能够恢复健康。而且在这段时间，新妈妈进行适度的运动与休养，再加上恰当的食补和食疗，可以让子宫恢复生产前的大小，气血也可以恢复，有效改善身体的健康状况。

坐月子注意事项

1. 分娩中实施会阴侧切术的新妈妈产后坐或站着的时候伤口会疼痛，会持续十多天，而且更痛苦的是排便，因为坐月子吃得多是补身体的东西，加上伤口痛，很容易便秘。

2. 腰部护理，产后除了伤口痛，腰也会很痛，此时要掌握好喂奶的姿势，一定要在腰部垫枕头。而且要坚持吃钙片，补充钙质。

3. 新妈妈要注意个人卫生，老传统认为产褥期不能洗澡、洗头，担心受风受凉留下病根，实际上，只要马上吹干或注意保暖，反而对亲子双方都有好处。

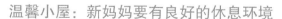

温馨小屋：新妈妈要有良好的休息环境

家人要保证给新妈妈提供良好的休息环境。室内整洁干净，温度适宜，保持 18℃~20℃，空气新鲜，通风良好。

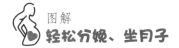

子宫复原

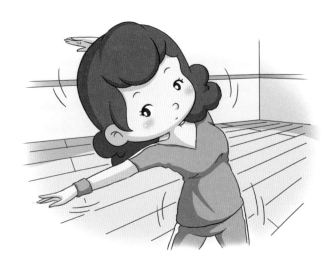

《 新妈妈应注意产后子宫变位

子宫变位是指子宫向下移或向骨盆左右及后侧移位。发病的原因是新妈妈产后活动太少，久坐以及长时间保持一个卧床姿势，所以新妈妈应该经常变换卧床姿势，尽量不要久坐、久蹲、久站。

》 防止子宫脱垂

新妈妈产后要注意预防子宫脱垂。月子里少做下蹲、弯腰等动作，不可提重物、避免长时间站立，保持大便通畅。如果出现下腹部、外阴及阴道向下坠胀的感觉，并伴有腰酸背痛的症状，需要及时就医，请医生诊治。

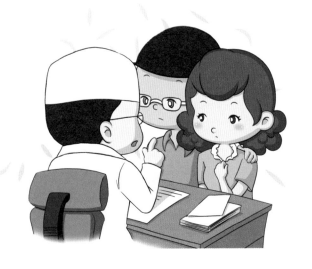

你不知道的小秘密

如果产后子宫恢复情况非常好，那么从肚脐可以触摸得到子宫，但是在大约10天之后就摸不到了。

子宫在产后4～6周复原

促使子宫恢复的主要动作就是持续性的收缩，从分娩的时候不断将胎儿挤出，再将胎盘挤出；子宫经由不断且强力的收缩，会把血管的开口压住，这样就可以让血块形成而停止出血；子宫再进一步进行挤压，将血块不断排出，这样子宫的体积就会慢慢缩小，在产后4～6周可以恢复到原来大小。

小腹凸出不是子宫收缩不良

在临床上经常会遇到新妈妈在产后回诊的时候，抱怨小腹依旧突出，经常有人将下腹部突出归结为子宫收缩不良。实际上，新妈妈小腹没有办法消除这是因为在怀孕的时候，把小腹的皮肤撑到松弛，以至于短时间内无法缩小，其实对于绝大多数新妈妈而言，子宫的收缩状况都是良好的。

温馨小屋：促进子宫复原的小方法

产褥期运动是促进子宫复原的好办法，新妈妈可以进行腹式深呼吸，躺在床上进行抬腿、提臀，或者是膝胸卧式运动。如躺在床上时，弯曲膝盖，抬高臀部，坚持10秒左右，然后放下，每天2次，每次10～15下；站立时收紧肛门，坚持5秒，然后放松，如此反复几次。

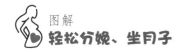
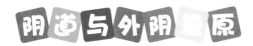
阴道与外阴复原

>> **喝水可以缓解阴道不适**

多喝水,可以增加排尿次数,从而减轻阴道的烧灼感。新妈妈一定要多喝水,多排尿。

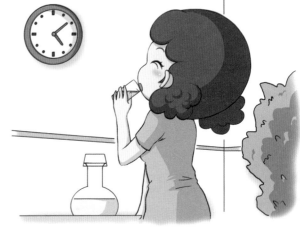

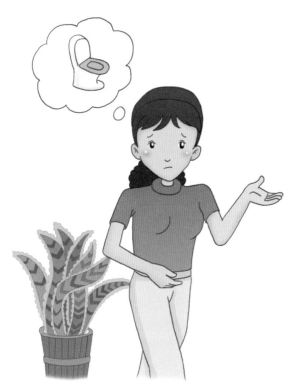

<< **新妈妈如厕应采取蹲位姿势**

新妈妈在排尿的时候,尽量不要坐在马桶上。可以试着蹲在马桶上,这样尿液就不容易流到会阴部位,从而避免尿液对会阴损伤产生刺激。

你不知道的小秘密

自然分娩的新妈妈，胎儿在经过阴道的时候，阴道会明显变宽，胎儿头部的直径大约是10厘米，而正常的阴道直径为2.5厘米。除此之外，在产妇分娩的时候，盆腔的肌肉和韧带都会充分延伸，为胎儿出生做好准备。

排尿刺痛感

在分娩过程中，会阴部会受到过度的拉伸，尿道附近可能会造成一些损伤。在排尿的时候会感到刺痛。如果会阴切开或撕裂后，会需要缝合，新妈妈在排尿的时候也会有刺痛感。不要担心，这种症状一般在产后几周内就会自动消失。

运动恢复法

1. 憋住小便：小便过程中，有意识地憋尿几秒钟，再继续排尿，可以提高阴道周围肌肉的张力。

2. 提肛运动：当有便意的时候，屏住大便，并做提肛运动，有效锻炼盆腔肌肉。

3. 收缩运动：仰卧，放松身体，将一根手指轻轻插入阴道，收缩阴道，夹紧阴道，持续3秒钟，再放松。

4. 其他运动：走路时，有意识地绷紧大腿内侧及会阴部肌肉，再放松，反复练习。

温馨小屋：盆底肌肉锻炼

具体做法：排尿－憋尿－排尿，上提肛门－放松－再上提肛门，这样反复练习。方法分为快速运动和慢速运动，快速运动就是在几秒钟的时间内迅速收缩和放松，慢速运动是缓慢收缩，一个姿势最好保持10秒，然后放松休息几分钟后再重复这个动作。

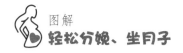

会阴护理注意事项

》 新妈妈产后解便问题

　　新妈妈发生便秘时，大便不要太过用力，解便时要先收敛会阴部和臀部肌肉，这样可以避免伤口裂开导致感染。便后用消毒棉擦拭并用温水冲洗。

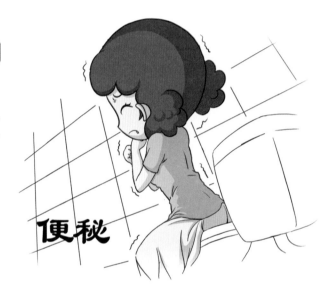

便秘

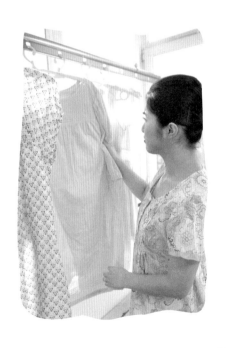

《 新妈妈的衣物要晒干

　　在坐月子期间，新妈妈的内裤在洗好后要放在阳光下充分曝晒，杀死细菌，防止感染。

你不知道的小秘密

分娩会让新妈妈阴道及会阴遭受不同程度的损伤，比如，分娩中的裂伤、侧切等。女性外阴又很容易被尿液、大便及恶露污染，如果不注意护理，非常容易引起阴部及生殖道炎症，因此，产后会阴的护理极其重要。

会阴肿痛怎么办

如果新妈妈的会阴肿痛，可以用温热的毛巾热敷，每天3次，最好是从产后第5或第6天开始。同时注意保持会阴清洁，每日用消毒棉擦拭，以防细菌感染。若症状无缓解，需及时就医。

会阴护理注意事项

1. 注意会阴部的清洁，产后每天用温水清洗2次，不需要添加任何药物，清洗盆要专用。

2. 如果存在会阴部撕裂伤或者是会阴侧切伤口，可以使用温开水或者是1:5000高锰酸钾溶液冲洗，而且每次大便之后清洗1次。

3. 每次清洗之后要更换护垫。

4. 产后采取向会阴伤口的对侧保持卧位或坐位，一方面可使恶露尽量不侵及伤口，另一方面可改善局部伤口的血液循环，促进伤口愈合。

5. 注意卫生巾和内衣、内裤的清洁卫生，勤洗勤换。

温馨小屋：利于会阴伤口复原的食物

分娩后一周内，新妈妈最好吃些半流质食物，比如，牛奶、藕粉、蛋汤、米汤、稀粥等，防止形成硬便难以排出，影响会阴伤口。

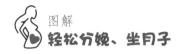
产褥期的检查需重视

》 产后检查时，医生会给予避孕指导

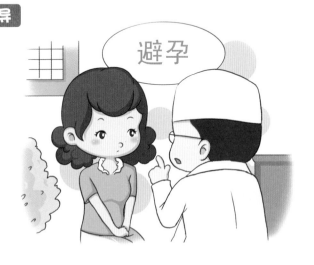

哺乳期并非安全期。新妈妈一定要采取有效的避孕措施，再次怀孕对于正在恢复中的身体来说是十分有害的。至于采取哪种避孕措施，医生会利用这次检查的机会给予指导，新妈妈应听取医生建议，采用最适合自己的方式来避孕。

《 检查腹部的伤口

与顺产新妈妈不同，剖宫产新妈妈还需要检查腹部伤口的恢复情况。

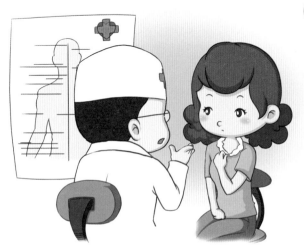

你不知道的小秘密

经过了十月怀胎，终于生下宝宝，很多新妈妈都松了口气，重心也开始转移到了新出生的宝宝身上。其实在分娩之后，也要注意自己的身体恢复情况，进行必要的产后检查。产后检查的时间一般在产后 42 ～ 56 天进行。

妇产科检查项目

1. 检查会阴及产道裂伤的愈合情况，骨盆底肛门组织张力恢复的情况，以及阴道壁有没有膨出。

2. 检查阴道分泌物的数量和颜色。

3. 检查子宫颈是否糜烂。

4. 检查子宫大小是否正常，以及有无脱垂。

5. 检查子宫附件，以及周围组织有无炎症。

6. 检查乳房有没有疼痛或肿物，乳汁分泌是否充足。

产后全身情况检查

1. 测量体重。体重增加过多应该坚持锻炼，调整饮食结构。体重过低则应该注重增加营养。

2. 测血压。如果血压还没有完全恢复正常，也应该检查原因，对症治疗。

3. 患有心脏病、肝炎、甲亢和泌尿系统感染疾病的新妈妈，应及时到内科检查。

温馨小屋：重视新妈妈的心理健康

新妈妈及其家人在重视身体检查的同时，也不要忽视新妈妈的心理及精神状况。近些年，产后抑郁已经越来越被重视。一般有两类新妈妈，家人应多注意，一类表现为对宝宝过度关心、焦虑；一类表现为冷漠、对周边事物缺乏兴趣。也有新妈妈暴饮暴食或刻意节食，过度休息或过度劳累。如果发现新妈妈有此类问题，家人要及时与医生沟通，及早治疗。

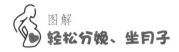
恶露问题

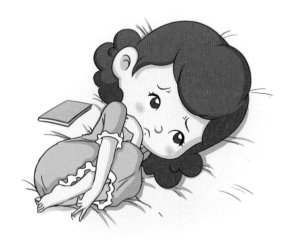

有臭味的土褐色恶露

如果新妈妈发现自己的恶露不但呈土褐色，同时还伴有臭味，就要及时去医院治疗，因为这可能是患上子宫内膜炎和子宫肌炎的症状。

适量喝红糖水促进恶露排出

红糖具有活血化瘀的功效，在坐月子期间喝红糖水可促进恶露的排出。但是喝红糖水的时间最好控制在 10 天以内，以免起到反作用，导致恶露不尽。

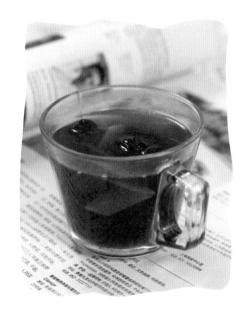

你不知道的小秘密

分娩后，新妈妈的阴道里会流出恶露，主要由血液、脱落的子宫蜕膜组织、黏液等组成。正常的恶露有血腥味，在产后3周左右就会干净。

恶露排出期注意事项

新妈妈在恶露排出期要勤换卫生巾，保持局部清爽。大小便后用温水冲洗会阴部，擦拭时一定要从前往后擦拭或直接按压拭干，并选用柔软的消毒卫生纸。产后未满50天不要过性生活。身体趋向恢复时，可以适当起床活动，有助于气血运行，可促进恶露排出。

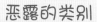

恶露的类别

产后第一周，恶露的量会比较多，而且颜色鲜红，其中含有大量的血液、小血块和坏死的蜕膜组织，称为红色恶露。

产后第 7 ~ 15 天，恶露当中的血液量减少，较多的是坏死的蜕膜、宫颈黏液、阴道分泌物及细菌，此时的恶露变为浅红色的浆液，称为浆性恶露。

产后第 15 ~ 42 天，恶露中就不再含有血液了，但是含有大量的白细胞、退化蜕膜、表皮细胞和细菌，使恶露变得黏稠，色泽较白，称为白色恶露。

温馨小屋：产后恶露不净的危害

产后恶露不净的危害有以下几点：

1.产后恶露不净很有可能意味着局部或全身存在感染，严重的还可能出现败血症。

2.恶露不净很容易诱发晚期产后出血，甚至是大出血，造成休克，危及新妈妈的生命。

3.剖宫产导致的产后恶露不净很容易引起切口感染裂开或者是愈合不良，严重时甚至需要切除子宫。

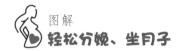
产褥感染的问题

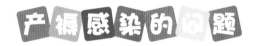

夏天更容易出现感染问题

夏季天气炎热，新妈妈在坐月子期间很容易出汗过多，使身体处于潮热状态，导致细菌增生，从而增加患上产褥感染的概率。所以，在夏季，新妈妈更应该注意保持身体清爽、干燥和卫生。

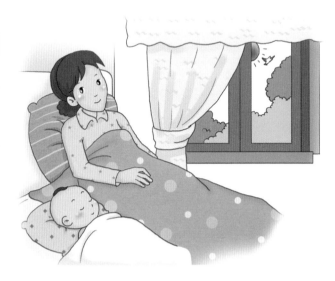

产后过早进行性生活易出现产

新妈妈在产后不要急于进行性生活，否则，很容易诱发产褥感染。一般产后 6 ~ 8 周，新妈妈需要到医院做产后检查，经检查无碍后可逐渐恢复性生活。

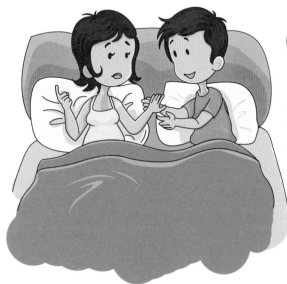

你不知道的小秘密

产褥感染是指分娩的时候及产褥期生殖道受病原体感染，引起局部和全身的炎症变化。

产褥感染的表现

1. 产程当中消毒不严或产后不讲卫生，就可能引发产褥期的感染，比如，子宫内膜炎，子宫收缩、复旧不好，发烧等。

2. 子宫会有压痛感，如果感染继续发展，就能扩散到子宫旁，引起宫旁组织的发炎，输卵管、卵巢发炎，甚至会导致输卵管、卵巢化脓。

3. 再进一步感染就会导致周围组织器官病变，感染的细菌进入血液，会引起败血症，严重时，会引起中毒性休克。

产褥感染是怎么引起的

机体对入侵病原体的反应，通常取决于病原体的种类、数量、毒力及机体的防御能力。任何削弱新妈妈生殖道和全身防御能力的因素都是有利于病原体入侵与繁殖的。比如，贫血、营养不良、慢性疾病、临近预产期性交、胎膜早破、产道损伤、产道异物、产程延长等，均可能成为产褥感染的诱因。

温馨小屋：怎样预防产褥期感染

为了预防产褥感染，新妈妈应加强自身的清洁，产褥期间避免盆浴及性生活，补充营养，增强体质，适当进行运动，若有不适及时就医，避免病情发展，导致更严重的后果。

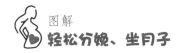
产褥期可以梳头

>> 产后脱发不忽视

新妈妈出现了产后脱发，可以在医生的指导下服用谷维素、B族维生素、钙剂等药物。

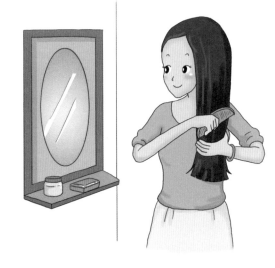

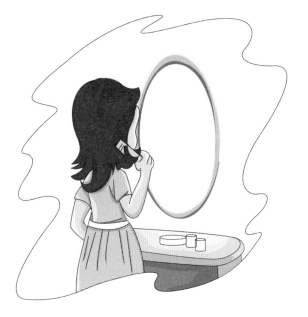

洗完澡后不要马上扎起头发

很多新妈妈在洗完头发后会马上扎起头发以方便照顾宝宝，但这样做却容易导致头痛，因为头发扎起后不容易干，很容易受寒，从而引起神经血管性疼痛。所以洗完头发，一定要及时吹干，等头发干后再扎起来。

你不知道的小秘密

我国的传统习俗中，认为坐月子是不能梳头的，梳头可能导致头痛、脱发，甚至留下"头痛根"，因此一直强调1个月内不梳头。其实，这种说法是没有科学依据的。梳头与这些症状没有直接关系，坐月子期间是完全可以正常梳头的。

新妈妈掉头发是正常现象

对于孕妈妈来说，怀孕期体内的激素水平会高于平时，所以，孕妈妈的头发生长期会延长，自然头发也就延长了寿命。但是因为分娩，新妈妈身体内的激素水平发生了很大的变化，原来延长了生长期的头发，现在和正常人一样，达到了休止期，所以就会脱落。

梳头的作用

梳头一方面可以去掉头发当中的灰尘、污垢，让头发清洁。另一方面，通过木梳刺激头皮，可以提高人的精神，让人心情舒畅，促进局部皮肤的血液循环，来满足头发生长所需的营养物质，有效防止脱发、早白、发丝断裂、分叉等。所以，产后梳头是有益无害的。

温馨小屋：产后如何护发

新妈妈发现脱发多的时候，不要使用齿密的梳子，而是选择宽齿的梳子，以免头发掉的更多。同时要让头发保持自然状态，不染发不烫发，要等到产后脱发停止之后，再去做时髦的发型，如果过早地进行发型设计，只会让脱落和折断的头发更多。

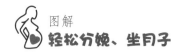

产褥期注意保护眼睛

新妈妈保养眼睛的小常识

眼睛容易疲劳的新妈妈可以在三餐饭前以及睡觉前，将米酒中倒入适量的热开水，然后把毛巾泡在里面，拧干后热敷在眼部数分钟，这对缓解疲劳很有用处。

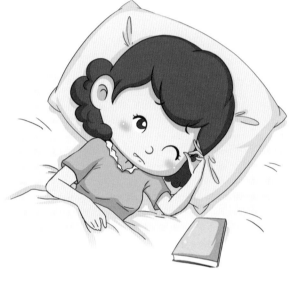

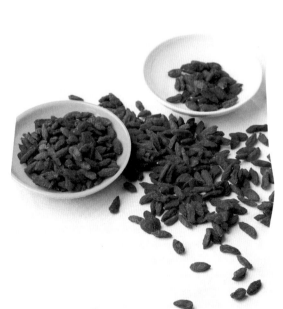

新妈妈保养眼睛的饮食

煲汤的时候，可以适量放些枸杞子。另外，新妈妈也可以适量多吃些胡萝卜肉丝、清炒红苋菜、清炒紫甘蓝，因为这些食物中都富含 β－胡萝卜素，它可以在人体内转化成维生素 A，维生素 A 能对眼睛起到很好的保护作用。

你不知道的小秘密

传统习俗，新妈妈在产褥期千万不能看书、看电视，不然的话会损伤视力，而且会让新妈妈日后患上眼病，这种说法虽然有一些过于绝对，但是其中有一定的科学道理。

新妈妈上网的危害

新妈妈在生完宝宝之后，身体很虚弱，这时身体的抵抗力及免疫力较差，更容易受到电脑电磁的辐射，而且上网还易导致皮肤衰老、影响视力、引发腰酸背痛等症状。在月子期，如果新妈妈必须上网的话，也尽量把时间控制在半小时以内。

新妈妈不能看书的原因

新妈妈在产褥期，身体比较虚弱，机体等各方面都需要经过一段时间才能恢复，通常情况下产后 6 ~ 8 周才能恢复正常。一些体质较差的新妈妈可能恢复的时间更长，如果在月子期间长时间看书则会引起视力的减退。所以，坐月子期间，最好不要长时间看书。建议看书从产后 42 天开始，并逐渐延长看书时间。

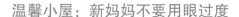

温馨小屋：新妈妈不要用眼过度

在产褥期，新妈妈如果眼睛休息不好，很容易出现眼睛疲劳，造成眼痛的毛病。如果新妈妈实在觉得无聊，可以听听音乐，舒缓一下身心的疲劳。

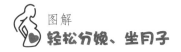
产褥期如何洗澡

≫ 洗澡宜选择淋浴的方式

　　新妈妈洗澡时最好淋浴，不要盆浴，以免脏水进入阴道引起感染。如果新妈妈身体虚弱，不能站立洗淋浴，可以进行擦浴。

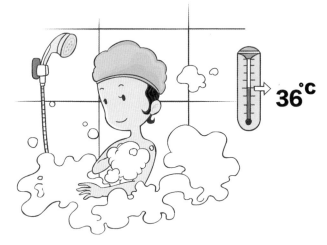

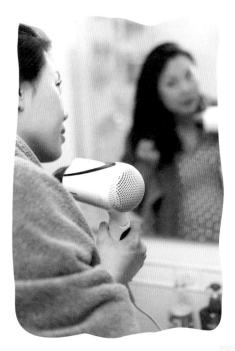

≪ 洗完头发要及时擦干或吹干

　　新妈妈洗完头发后要及时把头发擦干或吹干，再用干毛巾包一下，避免头部散发大量的热量，使头皮血管受到冷刺激后骤然收缩，引起头痛。

你不知道的小秘密

新妈妈在产后可以适当洗澡，但是由于新妈妈气血虚弱，表收不固，抵抗力差，非常容易受到寒气的侵害，所以，新妈妈在洗澡后应该特别注意寒温得当，要严防风、寒、暑、热乘虚而入。

产后洗澡注意事项

1. 如果新妈妈会阴部没有伤口或切口，夏天在产后2～3天、冬天在产后5～7天就可以淋浴。

2. 洗澡水温应该保持在35℃～37℃，即使在夏天也不应该用较凉的水冲澡，以免造成恶露排出不畅，引起腹痛以及日后的月经不调、浑身疼痛等。

3. 每次洗澡的时间不要过长，一般5～10分钟即可。

4. 冬天浴室的温度也不宜过高，否则很容易让浴室里弥漫大量水蒸气，造成缺氧，让本来身体虚弱的新妈妈感到头晕、恶心等不适。

5. 如果会阴伤口大或者是撕裂伤严重、腹部有刀口，必须等到伤口愈合之后再洗淋浴，建议新妈妈可以先进行擦浴。

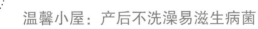

温馨小屋：产后不洗澡易滋生病菌

新妈妈产后因身体虚弱往往会大量排汗，污染皮肤；下身也会排出恶露；多种液体混合在一起会散发出很难闻的气味，让新妈妈浑身不舒服，精神状态也不好，而且皮肤黏膜上聚集的大量病菌会乘虚而入，引起毛囊炎、子宫内膜炎、乳腺炎等，严重的甚至会出现败血症。所以，新妈妈应该在产后洗澡，清洁身体，保持健康。

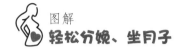
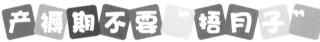

产褥期不要"捂月子"

>> 进行运动操

新妈妈在感觉身体和精神状态都比较好的时候，可以做一些简单的运动操，增强自己的体质，加速身体的恢复。天气暖和时，也可以外出散散步，呼吸新鲜空气。

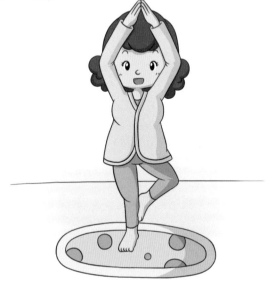

<< "捂月子"会导致宝宝生病

宝宝的生长发育需要良好的卫生环境，而"捂月子"是让新妈妈和宝宝处于闭密的空间内，空气不流通，细菌和灰尘较多，很容易让宝宝患上感冒等呼吸道疾病。

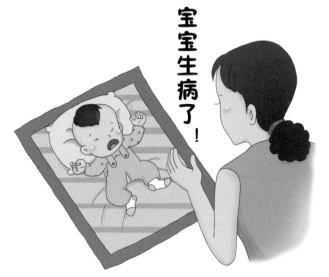

宝宝生病了！

你不知道的小秘密

传统习俗认为，新妈妈不管多热的天气，也得穿上长衣长裤，头上还必须戴上帽子，怕受凉，这就是所谓的"捂月子"。这是一个很不科学的做法，这样做使汗液不能充分排出，影响身体散热。尤其是炎热的夏季，容易造成产后中暑，从而危害新妈妈的健康。

正确的做法

1. 必须定时开窗通风，保持空气的流通。

2. 如果天气太热，则可以打开空调、电扇，但是千万不要对着新妈妈和宝宝吹。

3. 新妈妈的衣服要尽量宽松，切记太紧。

4. 房间最好有阳光的照射。

"捂月子"的危害

1. 屋子封闭会导致空气不流通，空气污浊以及氧气稀薄，不利于新妈妈产后的身体恢复。

2. 如果门窗紧闭，整天晒不到阳光，就会影响人体对钙的吸收，容易导致宝宝出现佝偻病、软骨病等。

3. "捂月子"还有可能导致室内的温度过高，很容易滋生细菌，新妈妈和宝宝都处于身体相对虚弱的状态，非常容易被病菌感染。

温馨小屋：新妈妈还要注意保暖

不要"捂月子"并不等于可以随意地开窗，随便去户外走动。建议在天气晴朗，阳光充足时可以到户外晒太阳，但是一定要注意保暖，不要受凉。

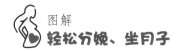
新妈妈经验谈

>> 关注天气情况

新妈妈和宝宝外出活动，一定要注意户外的天气情况。天气太热或者天冷，以及大风天气，都不要进行户外活动。

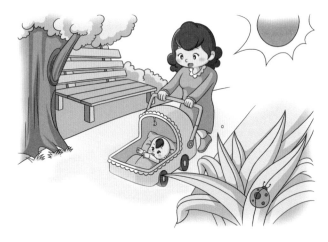

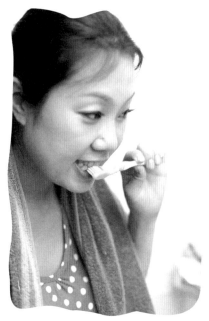

<< 坐月子期间要注意保持口腔卫生

很多老一辈人认为，月子期间刷牙，牙齿就会松动，其实并非如此，月子期间不刷牙，牙齿缝隙中的牙菌斑就会越来越多，从而诱发牙齿疾病。所以，在月子期间一定要刷牙、漱口。

◆我在坐月子期间成了家里的"保护动物"，什么也不让我做，天天让我在床上待着。说实话，那段时间真的是怎么躺着都不舒服，恨不得能赶紧下床，好好出门去散散步。后来，还是我的医生朋友来看望我，才告诉我这样坐月子方式是不正确的，建议我要适当地活动身体，还可以根据身体情况适当洗澡，我结合自己的情况，开始了新式坐月子法。

◆我在分娩之后，自认为年轻，身体棒，没有注意休息和保暖，没有听从家人劝阻，在月子期就经常到外面去。后来就患了月子病，感觉头疼、腰疼、浑身乏力等。调养了好长时间，身体才逐渐恢复。建议新妈妈还是要注重保暖和休息。

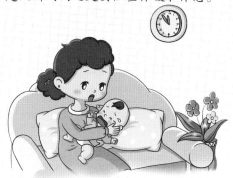

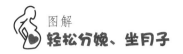

★专家提醒★

◆产褥期保健对于新妈妈来说是非常重要的，特别是在坐月子期间，如果新妈妈不小心落下了病根，就会影响今后的健康。因此，产褥期保健不仅要做到位，还必须做得正确。

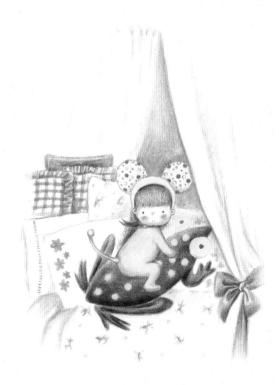

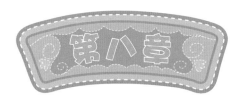

产褥期的饮食调理

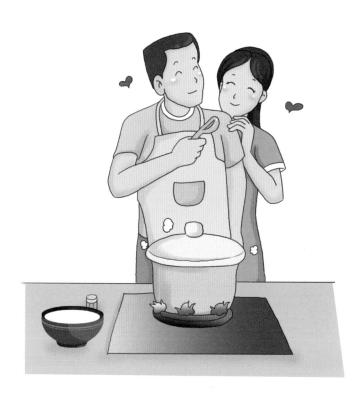

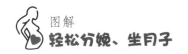
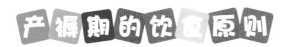

产褥期的饮食原则

 哺乳期不抽烟、不饮酒

　　酒中含有酒精，烟中含有尼古丁，正处于哺乳期的新妈妈若抽烟、饮酒，就会使酒精和尼古丁通过乳汁进入宝宝的体内，影响宝宝的身体健康。

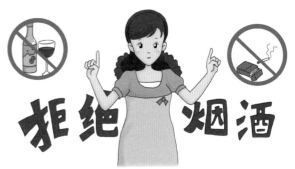

 哺乳期新妈妈不要吃不利于泌乳的食物

　　正处于哺乳期的新妈妈一定要注意哪些食物不利于泌乳，例如韭菜、麦芽、生枇杷叶、麦乳精、生山楂、花椒等食物都有一定的回奶功效，哺乳期一定要避免食用。

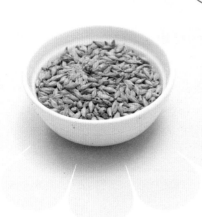

你不知道的小秘密

新妈妈在月子期间的饮食是非常重要的，千万不要毫无节制地加强营养，而应该注重科学的搭配，掌握富有营养、易于消化、少食多餐、粗细夹杂、荤素搭配等原则。

产褥期的饮食原则

1.清淡少油，保证热量：在月子里，新妈妈卧床休息的时间比较多，因此应该坚持高蛋白、低脂肪的饮食原则，避免因为脂肪摄入过多而引起产后肥胖。

2.有荤有素，粗细搭配：在产褥期，新妈妈的食物品种一定要丰富，荤、素搭配合理，还应该经常食用一些粗粮和杂粮，这对预防和改善新妈妈的便秘非常有好处。

3.多吃流质或半流质食物：新妈妈可以多吃几天流质或者是半流质的食物，千万不要多吃油腻味重的食物，以免加重胃肠的负担，引起腹胀、腹泻等不适。

温馨小屋：产褥期不要食用哪几类食物

1.生冷食物：产后新妈妈的身体虚弱，体质偏寒，若再吃生冷食物，会损伤脾胃，不仅影响消化吸收，还会阻碍体内气血运行，不利于恶露的排出。

2.辛辣温燥食物：因为辛辣温燥的食物可能加重内热，让新妈妈虚火上升，出现口舌生疮，大便秘结或痔疮等症状。因此饮食宜清淡。

3.部分补血食物：桂圆、红枣、赤豆这些都属于活血的食物，但新妈妈产后需要排出恶露，此时吃这些补血活血的食物，不仅起不到补血的效果，会增加恶露量，导致恶露不尽。。

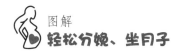
产褥期需要补充的维生素

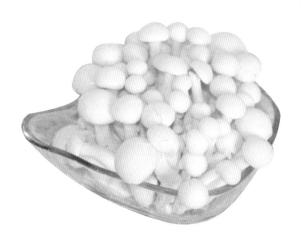

可补充维生素 D 的食物

维生素 D 能加强钙在体内的吸收，富含维生素 D 的食物主要有蛋黄、草菇、白菜等。

尽量通过饮食补充维生素

通过检查，如果新妈妈缺乏某种维生素的情况并不严重，那么还是建议新妈妈通过饮食来补充缺乏的维生素。

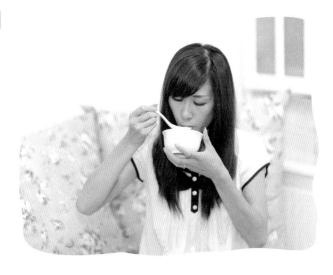

你不知道的小秘密

分娩后，新妈妈自身恢复需要营养，哺乳宝宝也需要营养，所以补充营养很重要。可是此时人们往往只注重蛋白质、脂肪和糖类等营养素的摄入，忽略了一些非常重要的维生素及微量元素的摄入，这是不对的。

需要补充哪些维生素

1. 维生素 A：具有很好的美容功效。鳝鱼、猪、牛、鸡等动物内脏，蛋黄、菠菜、青椒、蜜橘等中含有大量的维生素 A。

2. B 族维生素：能够预防皮肤粗糙。在动物内脏、牛奶、蛋类、芹菜、海藻类食物及蒸后发酵的大豆、鱼松、沙丁鱼中含有丰富的维生素 B2。猪肉、牛肉、沙丁鱼、鲑鱼、蛋黄、大麦、大豆、动物内脏、蚝中含量较大。

3. 维生素 C：有减轻黄褐斑的作用。在牛内脏、青椒、菠菜、西红柿、蜜橘、柿子、草莓、菜花、豆芽、土豆中含量比较丰富。

4. 维生素 E：防止皮肤衰老。在动物内脏、黄鳝、蛋类、黄油、菠菜、生白菜、青豌豆中含量丰富。

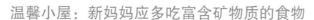

温馨小屋：新妈妈应多吃富含矿物质的食物

产后及哺乳期，新妈妈的热能消耗非常大，每天所需要的热量要比正常的女性多40%，所以，新妈妈最好多吃一些富含矿物质的蔬菜、水果、海藻类食物，以有效平衡营养的摄入量。

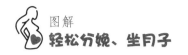

产褥期吃什么蔬菜好

 新妈妈吃莲藕的注意事项

莲藕是新妈妈产后的滋补佳品，但是它有些偏凉，新妈妈过早食用不利于恶露的排出，所以，最好在产后两周后食用。

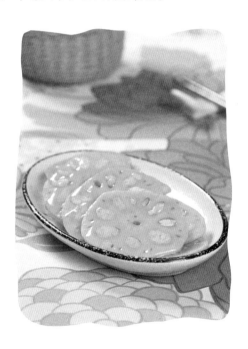

 坐月子期间可多吃些胡萝卜

胡萝卜中含有丰富的胡萝卜素，可以增强机体免疫力。所以，坐月子期间新妈妈可多吃一些胡萝卜。

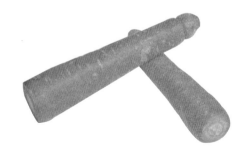

你不知道的小秘密

新妈妈分娩后在饮食上最大的担心就是吃得不科学，导致奶水不够。如果新妈妈喝鸡汤、鱼汤催奶效果不理想，也可以试试蔬菜汤。

蔬菜以喝汤最为营养，也就是将各类蔬菜不加任何调料一起放在锅内煮汤，可以是黄豆芽、西蓝花、菜椒、紫甘蓝、丝瓜、毛豆、西葫芦、西芹等，每次选择4种以上一起煮熟。每天喝一次，对促进新妈妈泌乳很有好处。

新妈妈要多吃哪些蔬菜

1.莲藕：含有大量的淀粉、维生素和矿物质，新妈妈在产后2周可以多吃，可增进食欲，帮助消化，更好地促进乳汁分泌。

2.黄花菜：含有蛋白质、磷、铁、维生素A、维生素C等，营养丰富，味道鲜美，非常适合做汤，多吃黄花菜还可以缓解新妈妈腹部疼痛、小便不利、面色苍白、睡眠不安等症状。

3.胡萝卜：含有维生素C、维生素A，可以防治夜盲症及胆结石，新妈妈常吃胡萝卜具有防病健身的功效。

温馨小屋：新妈妈吃蔬菜的好处

对于蔬菜，一些传统的观念认为，蔬菜的"水气大"，新妈妈吃了会伤害身体，殊不知新鲜的蔬菜不仅可以有效补充肉、蛋类所缺乏的维生素C和纤维素，还可以有效促进食欲，帮助消化和排便。

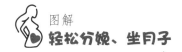
产褥期吃什么鱼好

➤➤ 根据自身情况适量喝鱼汤

很多新妈妈在坐月子期间都会选择喝鱼汤，主要目的是为了通乳下乳，但是如果新妈妈有足够的母乳，那么喝鱼汤就一定要适量。另外，产后 3 天内不宜喝鱼汤，以免导致乳腺管堵塞。

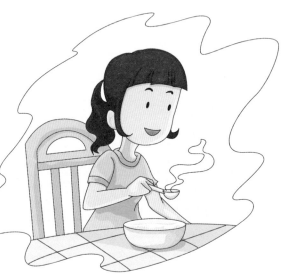

➤➤ 喝鱼汤的同时吃鱼肉

将鱼烹调成鱼汤，大部分的营养物质并不是在汤中，而是在鱼肉中，所以，新妈妈在喝鱼汤的时候，要记得把鱼肉吃掉。

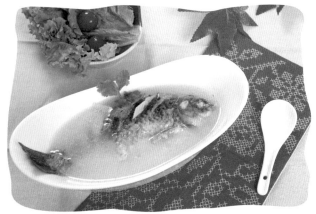

你不知道的小秘密

鱼含有丰富的蛋白质，其蛋白质含量远远高于其它肉类，且属于优质蛋白，容易被人体消化吸收。另外，鱼中的维生素 A、维生素 D、矿物质含量也很高，对于新妈妈的身体恢复是非常有帮助的，更重要的是，鱼有很好的催乳效果。

产后宜吃的鱼

1. 鲫鱼：有益气健脾、利水除湿、通络下乳等功效。用鲜活的鲫鱼和猪蹄同煨，连汤食用，可以改善新妈妈少乳的症状。鲫鱼油还有利于增强心血管的功能，降低血液黏度，促进血液循环。

2. 黑鱼：黑鱼当中含有蛋白质、脂肪、18 种氨基酸等，还含有人体必需的钙、磷、铁及多种维生素，非常适合身体虚弱、低蛋白血症、脾胃虚弱、营养不良、贫血的新妈妈食用。

3. 鲤鱼：具有健脾开胃、利尿消肿、止咳平喘、安胎通乳、清热解毒等功效。

温馨小屋：新妈妈不适合吃哪几种鱼

需要提醒新妈妈，有四种鱼新妈妈是不能吃的，即鲨鱼、鲭鱼、旗鱼、方头鱼。因为这些鱼中的汞含量比较高，汞进入新妈妈体内之后，会通过乳汁进入到宝宝的身体内，对宝宝的中枢神经系统造成影响，不利于宝宝的大脑发育。

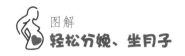

产褥期吃什儿水果好

>> 产褥期吃水果的几点建议

产褥期新妈妈的胃肠功能较虚弱，对寒凉的刺激敏感，因此这时候吃水果不宜过多，且应避免食用凉性水果。吃前要注意清洗干净，最好用热水浸泡一会儿再吃。

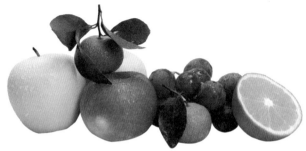

《 新妈妈可常吃橄榄

橄榄味甘，略酸涩，性平，具有清热解毒、生津止渴的功效，处于哺乳期的新妈妈可常食橄榄。

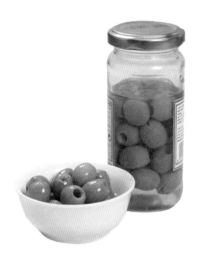

你不知道的小秘密

在分娩后，新妈妈需要大量的营养物质帮助身体快速恢复，所以，产后的饮食需多样化，维持膳食的平衡。而水果当中含有丰富的维生素、矿物质、纤维素、果胶和有机酸等成分，适量食用不仅能够增加食欲，还能够预防便秘，促进泌乳。

新妈妈宜吃的水果

1. 香蕉：含有大量的纤维素和铁质，具有通便补血的作用。新妈妈每天的食用量以半根为宜，特别是产后前几天，可以先把香蕉温一下再吃，以免受凉导致腹泻。

2. 橘子：含有丰富的维生素C，维生素C可以增强血管壁的弹性和韧性，防止出血。另外，橘络还具有通乳的作用，食用时要保留橘络。

3. 苹果：苹果含丰富的维生素，还有润肠排毒、健脾和胃、促消化等保健作用。建议新妈妈每天适量吃些苹果，可以直接食用，也可以榨汁后饮用。

4. 葡萄：葡萄味道酸甜，是开胃、助消化的理想选择。且葡萄中的铁含量较高，有补铁补血的功效，新妈妈每天吃点儿葡萄，对身体非常有好处。需要注意的是，葡萄干糖分高，吃多了不仅损害牙齿，还容易引发肥胖、糖尿病。所以建议新妈妈吃新鲜葡萄。

温馨小屋：新妈妈应少吃凉性水果

新妈妈尽量少吃或不吃凉性水果，过量食用凉性水果，很容易导致新妈妈腹泻、腹胀，甚至引起宝宝腹泻。凉性的水果主要有：香瓜、西瓜、甜瓜、梨、芒果、柚子等。

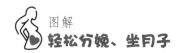

产褥期滋补调养食谱

>> 鹌鹑山药粥

鹌鹑肉具有高蛋白、低脂肪、低胆固醇的特点，而且鹌鹑肉含有丰富的卵磷脂、脑磷脂及芦丁，具有补益气血、养肝清肺、强壮筋骨等功效。这道汤可改善新妈妈产后虚弱的症状，有助于新妈妈身体复原。

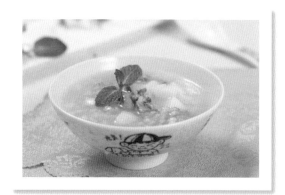

鲈鱼姜汤

鲈鱼属于低油脂的高蛋白食物，有非常高的营养价值，能够提供饱足感，但又不会让人发胖，是非常适合新妈妈们的一道菜。

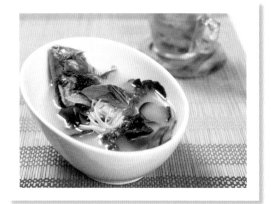

你不知道的小秘密

在怀孕分娩期间，女性会消耗过多的能量，体力及营养往往补充不足，很容易导致身体机能低下，免疫力下降，极易出现乏力、盗汗、眩晕等症状，因此，需要通过合理的饮食来调养身体。

补充营养食谱

鲈鱼姜汤

原料：鲈鱼、米酒、姜

做法：

1. 姜洗净切丝，鲈鱼洗净切成块，加入少许米酒浸泡去腥味。

2. 锅内加水煮开之后，放入鲈鱼及姜丝，煮至鱼肉变成白色即可。

产后虚弱调理食谱

鹌鹑山药粥

原料：粳米 100 克，鹌鹑肉 300 克，山药 50 克。

调料：姜、葱、盐各适量。

做法：

1. 山药洗净、去皮、切成丁；粳米淘洗干净，用冷水浸泡 30 分钟，捞出，沥干水分；将鹌鹑肉洗净去骨，切成小碎块；将葱、姜洗净分别切末、丝备用。

2. 将粳米、山药、鹌鹑肉同放锅内，加入约 1000 毫升冷水，先用大火烧沸，然后改用小火慢煮，至米烂肉熟时，加入姜丝、葱末、盐调味即可。

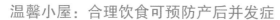

温馨小屋：合理饮食可预防产后并发症

预防产后并发症，饮食疗法对于新妈妈来说是最适宜的。它不仅可以补充新妈妈所需要的各种营养物质，提高免疫功能，增强抗病能力，还能丰富新妈妈的饮食品种，可以说是一举两得。

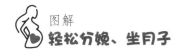

产褥期下乳食谱

》 鲫鱼鲜汤的作用

　　鲫鱼能和中补虚，渗湿利水，温中顺气，具有消肿、利水、通乳的功效；通草也能够通气下乳，与鲫鱼相配效果更好。

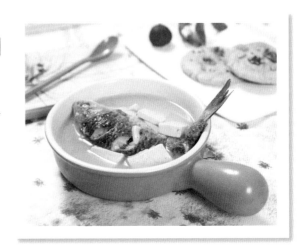

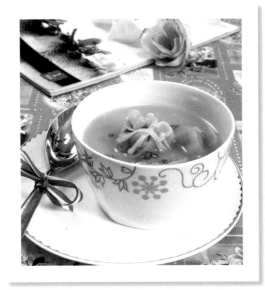

《 猪蹄金针菇汤的作用

　　猪蹄能滋阴益气、通血脉、催乳。金针菇可提高乳汁中卵磷脂的含量。哺乳妈妈多吃金针菇可促进宝宝大脑发育。

你不知道的小秘密

一般情况下，孕妈妈在怀孕的时候，脑下垂体重量可增加50%，而血浆中的催乳激素可增加20%，所以，97%的新妈妈都会有乳汁。不过每位新妈妈的身体情况都不同，泌乳情况也有很大差别。如果新妈妈营养好、身体强壮，下奶就快，泌乳量也多。而体质稍差的新妈妈，下奶时间和泌乳量可能会不太理想，这时就需多喝些汤来促进泌乳，鲫鱼鲜汤和猪蹄金针菇汤都有不错的催乳效果。

鲫鱼鲜汤

原料：鲜鲫鱼500克，通草6克，精盐少许

做法：

1. 先把新鲜鲫鱼去鳞、除内脏。

2. 放入通草煮汤，放适量盐调味，每天吃鱼喝汤2次，连喝3～5天。

猪蹄金针菇汤

原料：猪蹄1对（约750克），金针菇100克，冰糖30克。

做法：

1. 将金针菇用温水浸泡30分钟，去蒂头，换水洗净，切成小段。

2. 猪蹄刮毛、洗净，用刀斩成小块，放开水中氽烫后捞出洗净，放入砂锅内，再加适量清水，大火煮沸，加入金针菇及冰糖，用小火炖至猪蹄烂时即可食用。

温馨小屋：新妈妈产后不要急于喝汤

新妈妈如果身体健康，而且产后初乳量较多，可以适当推迟喝汤的时间，喝的量也可相对减少，因为刚分娩后新妈妈的乳腺管还不够通畅，此时喝催乳汤容易使乳房过度充盈瘀积而出现不适，甚至导致急性乳腺炎。

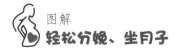

新妈妈经验谈

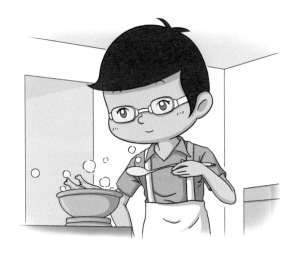

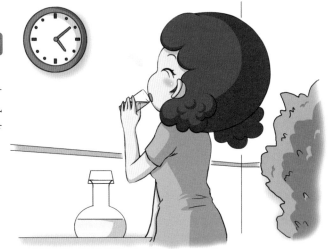

》 不要吃过咸的食物

过咸的食物中盐分含量高，新妈妈常吃不利于体内水分的排出，易导致水肿，甚至会引发高血压。所以，新妈妈不要吃太咸的食物。

《 注意预防上火

在月子期间，很多新妈妈都会出现上火的症状，这是身体活动减少等一系列原因造成的，新妈妈应该多饮水，吃些蔬菜水果，预防上火情况的发生。

◆我在分娩之后的几天，奶水很少。当时把家里人着急得不行。该吃的也吃了，该喝的也喝了，还是没有什么效果，后来听说花生猪手汤能够通乳。我坚持喝了一周，就有了明显的效果。

◆我一直都很瘦，怀孕之后虽然体重有所增加，但是因为要给宝宝提供大量的营养，所以身体也一直没有胖起来。在分娩之后，我就一直有低血压、贫血的情况，有的时候还会头晕，在月子期间我就坚持通过食补调理身体。身体状况逐渐好转，奶水也足。现在我身体素质比以前好多了，宝宝长得白白胖胖。

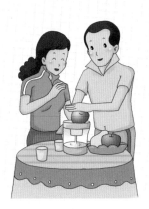

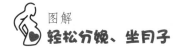
★专家提醒★

◆由于产妇在分娩的时候会消耗很多能量，并且大量出汗，还会损失一部分的营养，所以，饮食调养对于新妈妈是非常重要的。合理的饮食调养可以尽快补充营养素，调养身体，防治病症，帮助新妈妈早日恢复健康，保证宝宝的健康成长。

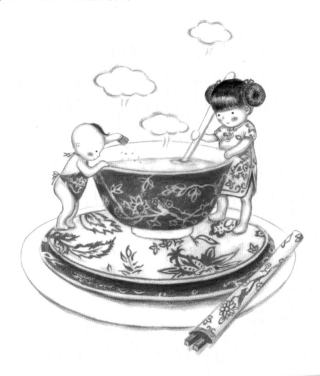